戦国時代のハラノムシ

『針《はり》聞《きき》書《がき》』のゆかいな病魔たち

長野仁・東昇［編］

国書刊行会

キモカワイイ、ハラノムシ・ワールドへようこそ！

ハックション、みなさんはくしゃみが出た時、どう思いますか？　カゼ、花粉症、だれかがうわさしている？　そしてカゼならウイルス、花粉症なら花粉アレルギーと原因をある程度思い浮かべることができるでしょう。しかしこの『針聞書《はりききがき》』が書かれた戦国時代の人々は、病気は虫がひき起こすものだと考えていたのです。

『針聞書』は病気別に治療法として、針、灸《きゅう》の位置や打ち方、漢方薬の種類をこと細かく記しています。たとえば「ソリの肝虫」のところでは「とても凶悪な虫である。辛い物を好み、とりついた人の背骨にかぶりつく。『ソリ』といわれる背骨がそり返ってしまう病気全般の原因である。木香《もっこう》と白朮《びゃくじゅつ》で平癒する」と書かれているといった具合です。

このように『針聞書』は病気を不思議なかたちをした六十三匹の虫で表しています。本書ではこの六十三匹すべての虫の図を収録し、あわせてその虫がどこにいるか、どんな特徴があるか、どんな病気をひき起こすか、どのようにして治療するかなどを紹介しています。

これらの図からは、虫にはウサギのように長い耳、亀のような甲羅、羽などといったいろいろな特徴があることが分かります。特に今でも体の中にいる寄生虫に似た、ヘビやミミズのように細長い形をしたものがとても多いようです。今ならレントゲンで体の悪いところを映し出したり、顕微鏡でウイルスなどの病原体を発見して病気を判断し、注射、手術、薬で治療することができます。しかし戦国時代の医者は脈、舌や顔色、しぐさで病気を判断し、針、灸、漢方薬で治療をするしかなかったのです。このあやしくも不思議な虫たちはおなかが痛い、体がだるいなどといった病気の様子を表したものです。レントゲンや顕微鏡のなかった時代、病気を虫の形で表すということは、そうすることでその正体を明らかにし、患者が安心して病気と向き合うための治療法の一つでもあったのです。人の体の中は小宇宙、外からは何も見えません。病気を虫の形で表した当時の人々のイメージの豊かさにはただただ驚かされるばかりです。

今でも虫歯菌、カゼウイルス、バイ菌などのように、ポスターなどで虫がイラストで描かれることがあります。また虫のいどころが悪い、虫の知らせなど虫をつかった言葉もたくさんあります。実はみなさん、あまり気づいていないだけで、知らず知らずのうちに今でもたくさんの虫とつきあっているのです。本書を読み進めていきながら、戦国時代の人は病気をこんな風に思っていたんだなあと想像しつつ、自分の体の中にひそむ虫たちの声にも耳を傾けてみてはいかがですか?

東　昇

目次

虫型

蛇型

顔面型・岩石型

混合型

凡例

一、本図鑑は、九州国立博物館所蔵の『針聞書（はりききがき）』に掲載されている六十三種のハラノムシ（以下、虫と略称）をカラー収録したものである。

一、収録にあたっては、原本の掲載順ではなく、虫の外見に従って、獣型・亀型・魚型・虫型・蛇型・顔面型・岩石型・混合型の八つに分類しなおし、閲覧の便を図った。

一、虫の説明文は、『針聞書』の原文の記述に、画像から想起される虫の習性をかけ合わせて意訳したものである。

一、意訳にあたっては原文の語順を大幅に入れ替え、「名称」「棲息域（存在部位）」「特徴」「病状」「治療法（対処法）」の五項目に分割して示した。

一、各項目に該当する内容が原文にみられない場合、内容が推定されるものについては訳者の見解を挙げてその旨を記し、そうでないものは項目を除外した。

一、いくつかの虫には、「別名」「釈名」「経過」「原理」「症例」の項目を追加している。「別名」「経過」「症例」は原文にみられる内容で、「釈名」「原理」は訳者の見解を示したものである。

一、虫の名称は、原本に有るものと無いものがあり、複数の虫に同一の名称が与えられているケースもある。よって、一名多虫を避けるべく、無名の虫を作らぬよう、訳者が虫の特徴や病状を勘案して適宜名称を与えた。すなわち、本図鑑における名称はあくまで暫定的なものであり、今後の研究によって改名される可能性が十分に残されている。

一、原文の翻字は、七七〜八一頁に収録してある。翻字の方式については七七頁の凡例に示した。なお、翻字は原本の掲載順になっているので、図鑑の分類順と比較されたい。

一、説明文の不足は、訳者の解説「スタマック・モンスター大集合！」の第7・8章を一読されたい。虫と虫の相互関係も、ハラノムシ・マップ（九四頁）でご理解いただけると思う。

一、なお、意訳および翻字は長野仁が担当し、東昇が校閲した。

獣型

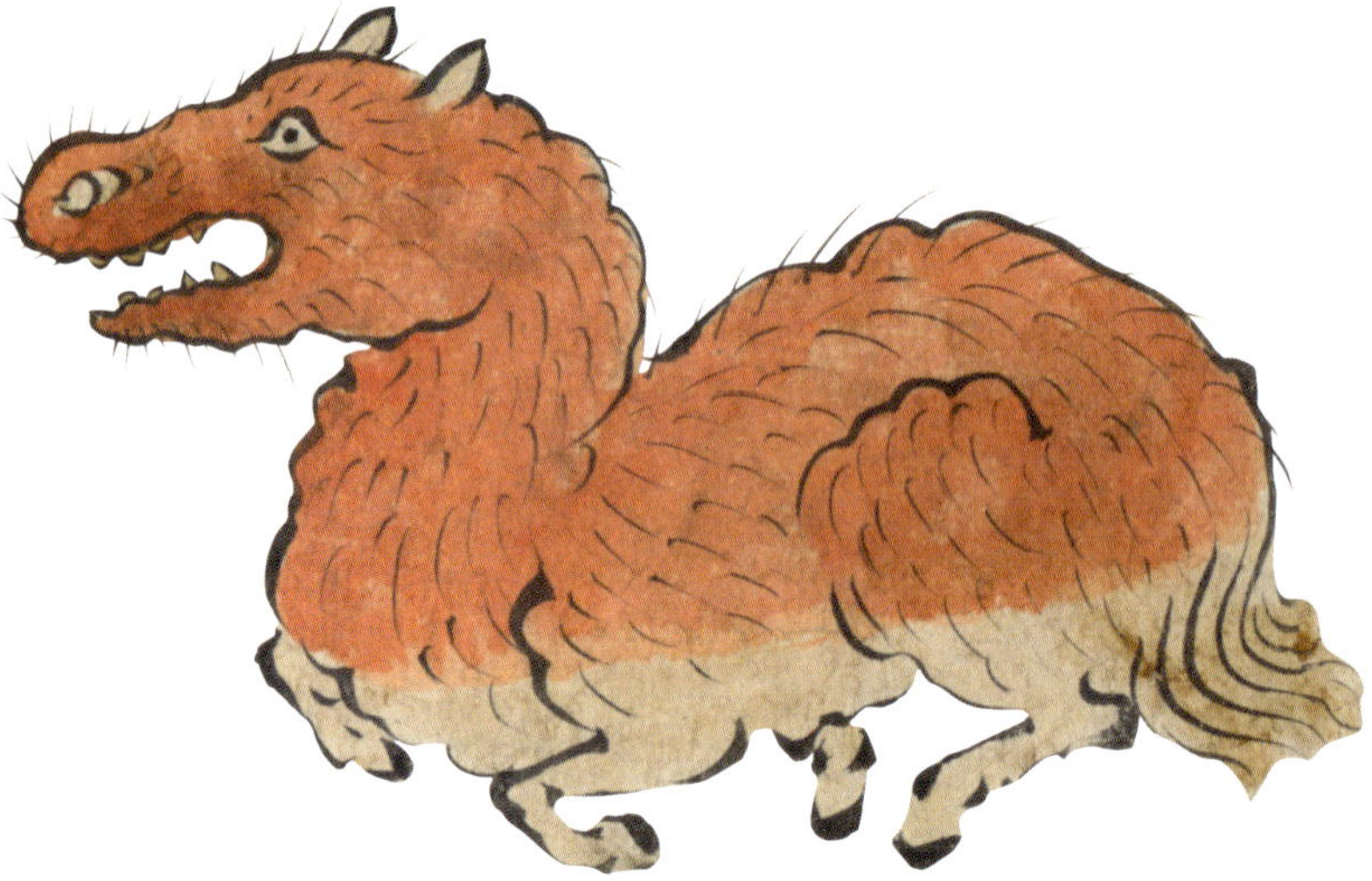

馬癇（うまかん）

別名　心の聚　しんのじゅ

棲息域　心臓。

特徴　走りの速いみごとな馬のようである。頭・首・背は真っ赤、腹・しっぽ・足は白い。強い陽射しに当たったり、火事（大きな炎）を目撃すると暴れだす。

病状　癇証（何の前ぶれもなく意識不明となり、何事もなかったかのように元へ戻る）。

治療法　つねに心臓を丈夫にする処置をおこたらないようにする。この虫に対する鍼術《しんじゅつ》は色々で、口づてに教えることがたくさんある。発作の前も後も（虫の成長する前も成長した後も）、鍼《はり》を立てるツボはまったく同じである。ぜったい瀉法をほどこしてはならない（すばやく鍼を刺してはげしく動かし、ゆっくり鍼を抜き、鍼跡はもまない。荒々しく鍼を刺して痛みが強すぎると、心臓に負担がかかる）。

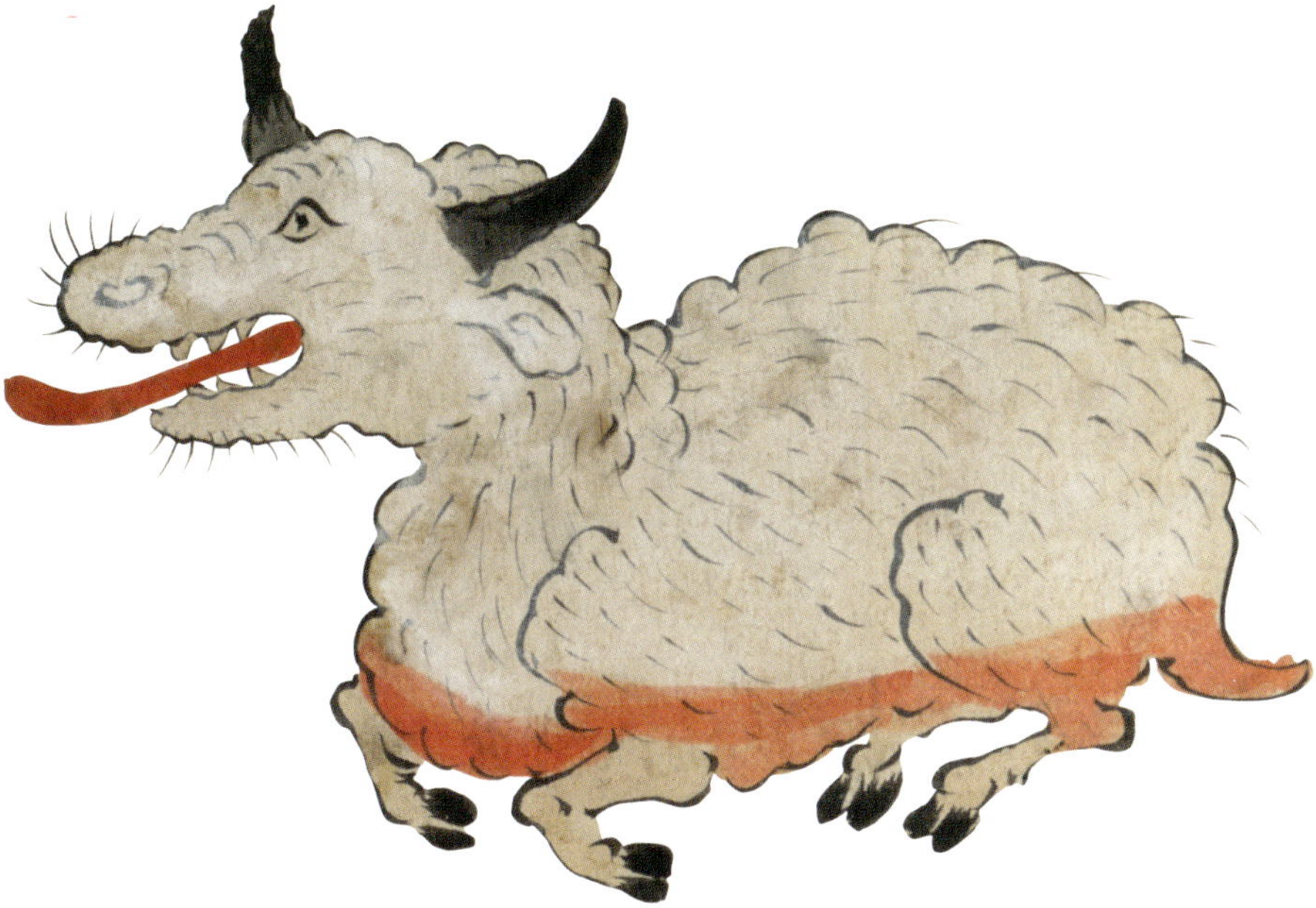

牛癇《ぎゅうかん》

別名　肺の聚　はいのじゅ

棲息域　肺。

特徴　猛牛そっくりで、大きな鋭い角《つの》をはやし、舌が長く、腹としっぽが赤い以外は真っ白である。この虫にとりつかれた人が呑みこんだ飲食物に突進していく習性がある（首は、気管が前、食道が後ろを通る。飲食物が食道に流れこむと気管も揺れる。気管の揺れが引き金となって、この虫が暴れだす）。

病状　食事のたびに癇証となる（意識不明となって、少しすると急に元へ戻る）。

治療法　鍼術《しんじゅつ》のコツは色々あるので、ここでは述べないが、肺を丈夫にする処置をおこたらないようにする。成長して角が伸びきってしまうと治りにくい。

鬼胎
(きたい)

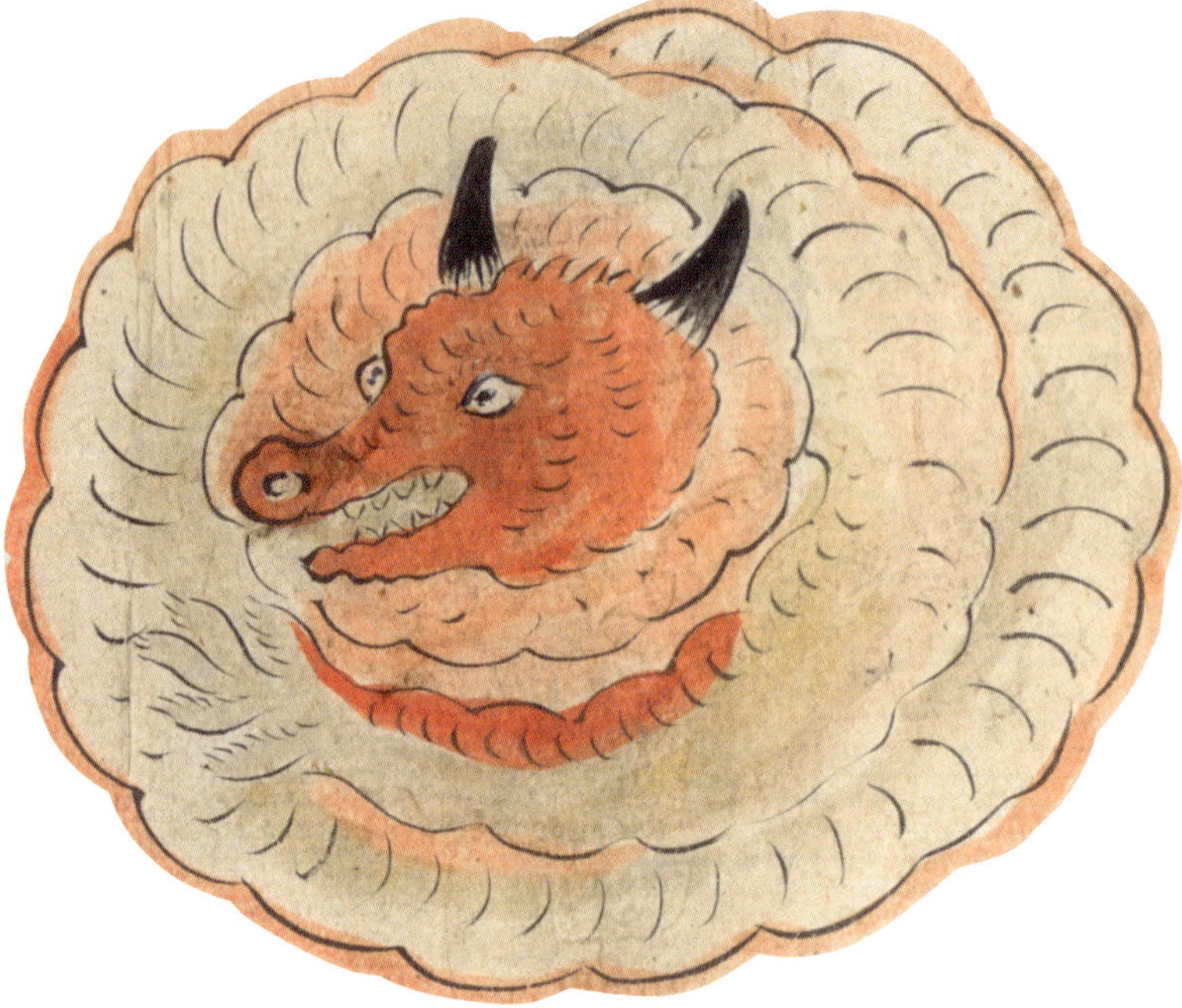

棲息域　左脇腹から子宮へ移動する。

特徴　始めは大きなさかずきほどの血のかたまりだが、やがて中心に猛牛のような顔ができる。色は真っ赤で角は黒い。そして周囲はトグロを巻いたような胴になる。こうなると治りにくい。この虫は気性が激しいわりに、ナメクジのようにソロソロとしか移動できないので、いつもストレスを溜めている。

病状　この虫が移動すると、必ずヒステリー状態になる。

治療法　鍼《はり》を刺して虫が逆ギレし、症状が悪化するならば、むしろほどこさないほうがよい。ノロノロした虫の動きに合わせた鍼術《しんじゅつ》のコツは、口づてに教えることがたくさんある。

脾積（ひしゃく）

別名　痞気ひき

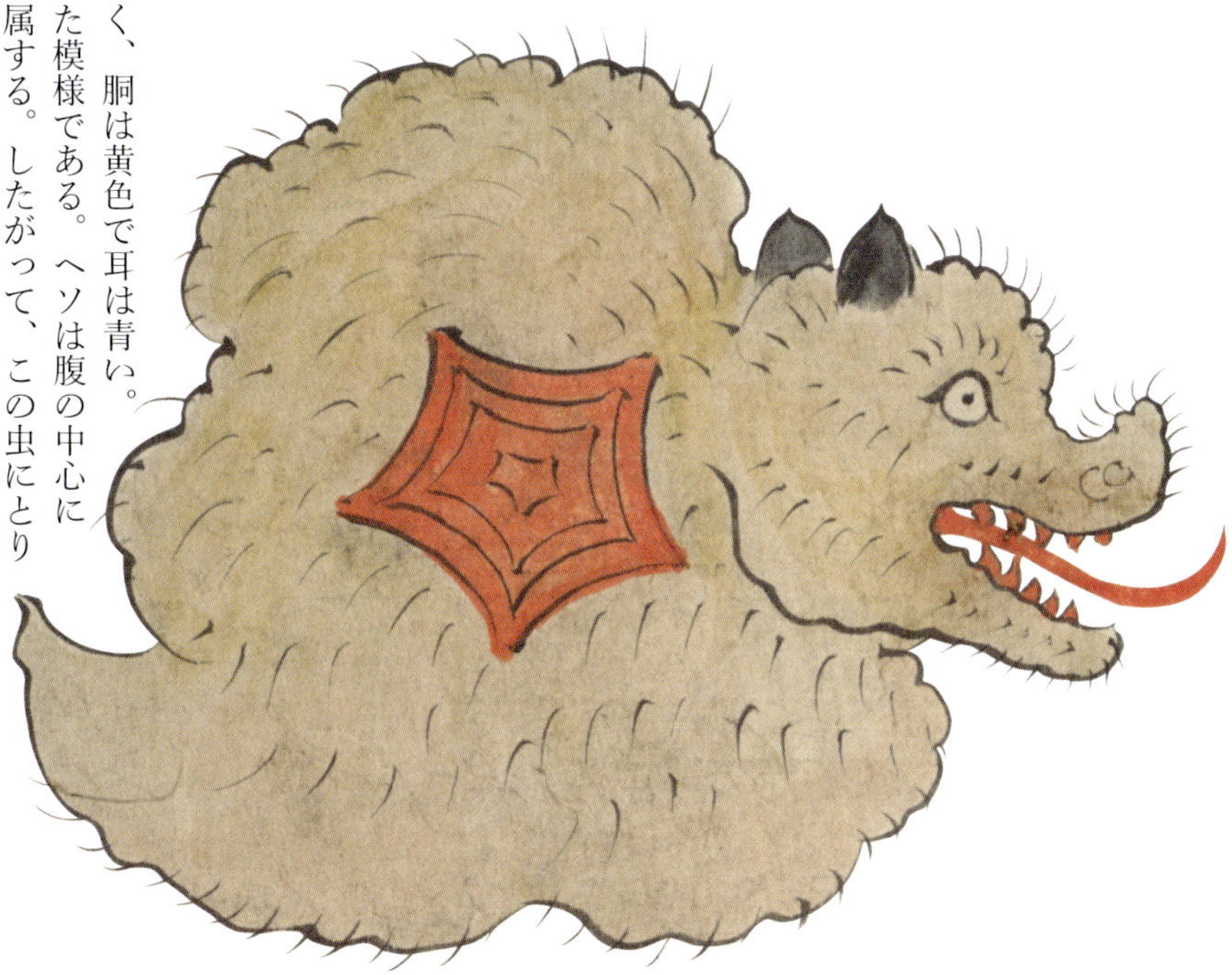

棲息域　ヘソの周囲。

特徴　オオカミのような顔をして足はなく、胴は黄色で耳は青い。ヒトデ型の赤い五角形はヘソをかたどった模様である。ヘソは腹の中心に位置し、方位では中央、五行では「土」に属する。したがって、この虫にとりつかれた人は、土用（夏と秋の間の蒸し暑い時、あるいは季節の変わり目）に変調を来たしやすい。

病状　この虫にとりつかれる人の多くは女性で、甘い味を好み、いつも鼻歌を口ずさみ、顔色が黄ばむ。成虫は、長血（過多月経）や白血（オリモノ）を引き起こし、腰を立たなくしてしまう。

治療法　鍼術《しんじゅつ》は、ヘソから一寸（親指の横幅）隔てた上下左右にほどこす。刺し方のコツは口づてに教える。

腎積（じんしゃく）
別名 賁豚 ほんとん

棲息域　腎臓。ヘソの下にいるが、ひっきりなしに上下する。

特徴　イノシシに似ていて、背は白く腹は赤い。二本の長い赤ヒゲがあり、舌は長く、足としっぽは短い。白い虫どもを伴い、体内を猪突猛進する。ヘソの下は、方位では北、五行では「水」に属し、水にはほんらい流れる性質があるので、この虫もとめどなくウロチョロと歩き回る。

病状　手首の動脈が、拍動が触れにくい「沈《ちん》」という状態になる。この虫にとりつかれた人は顔や体が黒く、塩辛いものを好み、口臭はひどく腐敗臭が漂う。

治療法　鍼術《しんじゅつ》のコツは色々あり、ひと言では伝えきれない。

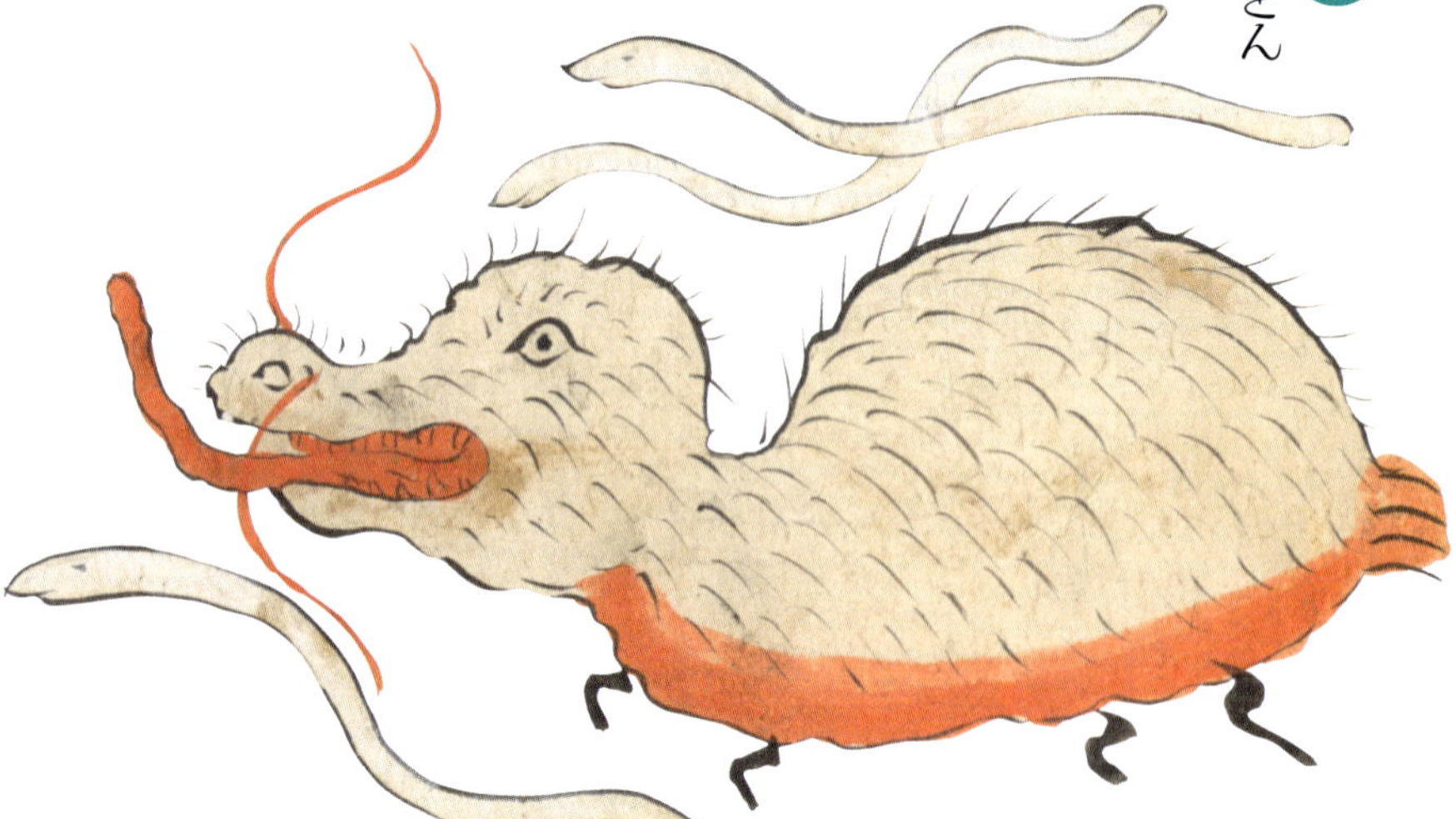

陰気（いんき）

棲息域　心臓。

特徴　小動物型で（図の顔は欠損）、背は青く、腹は赤い。ウサギのようなすばしっこさで、とりついた人の体を出たり入ったりする。陽気な人ほどとりつかれやすいと推定される。

病状　外から虫が侵入してくると意識朦朧となり、誰が何を喋っていても何ひとつ耳に入らず（声は聞こえているが、放心状態でボ～ッとして、内容が理解できない）、暗がりを好むようになる。二時間ほどで、心も体も虫に乗っとられてしまい、まるで別人のように変わってしまう（陽気な人が急に陰気になる躁鬱《そううつ》病《びょう》のような状態だろう）。

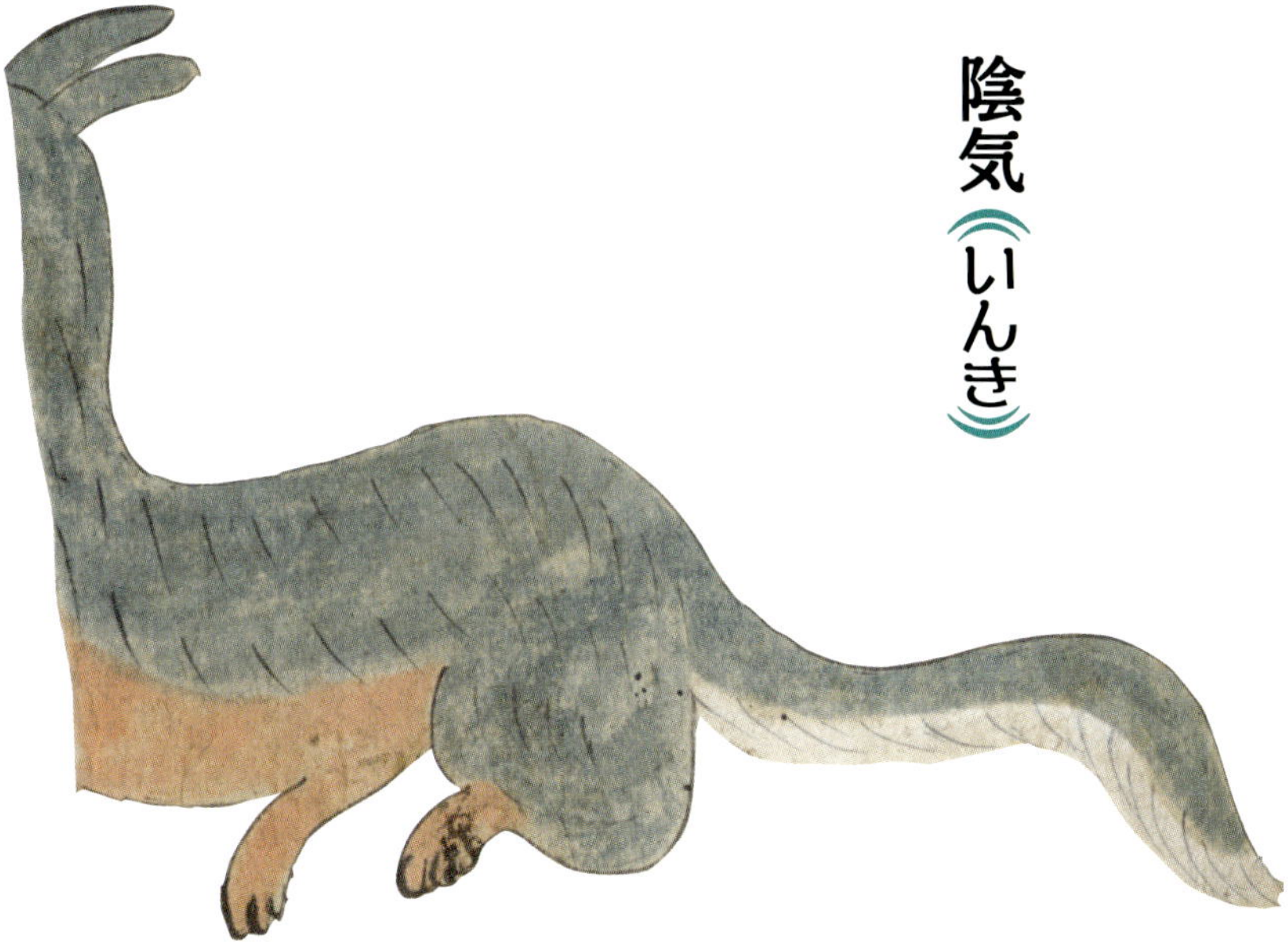

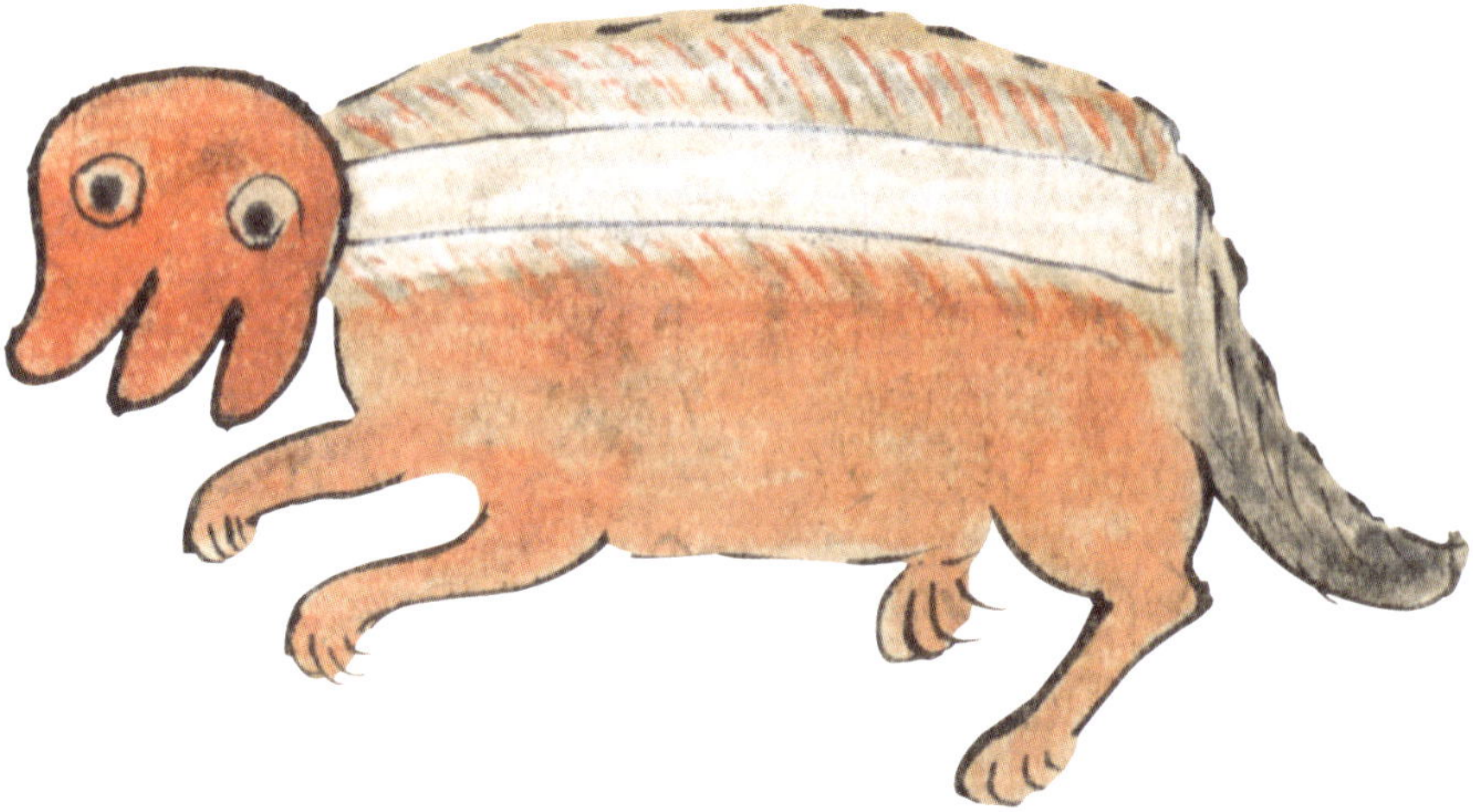

気積《きしゃく》

棲息域　胃袋と推定される。
特徴　顔は三つ股の口で、赤い胴に白の縞があり、黒いしっぽが生えている。油物が大好物でよく食べる。とりついた人の食事がごはん（たいた米）ばかりで、魚や鳥のおかずを食べないと、この虫もさっぱり食べようとしない。
病状　精力絶倫となって色事を好むようになる。
治療法　虎のハラワタ（気積の嫌う味）を食らうと、この病は消滅する。

脾臓の虫《ひぞうのむし》

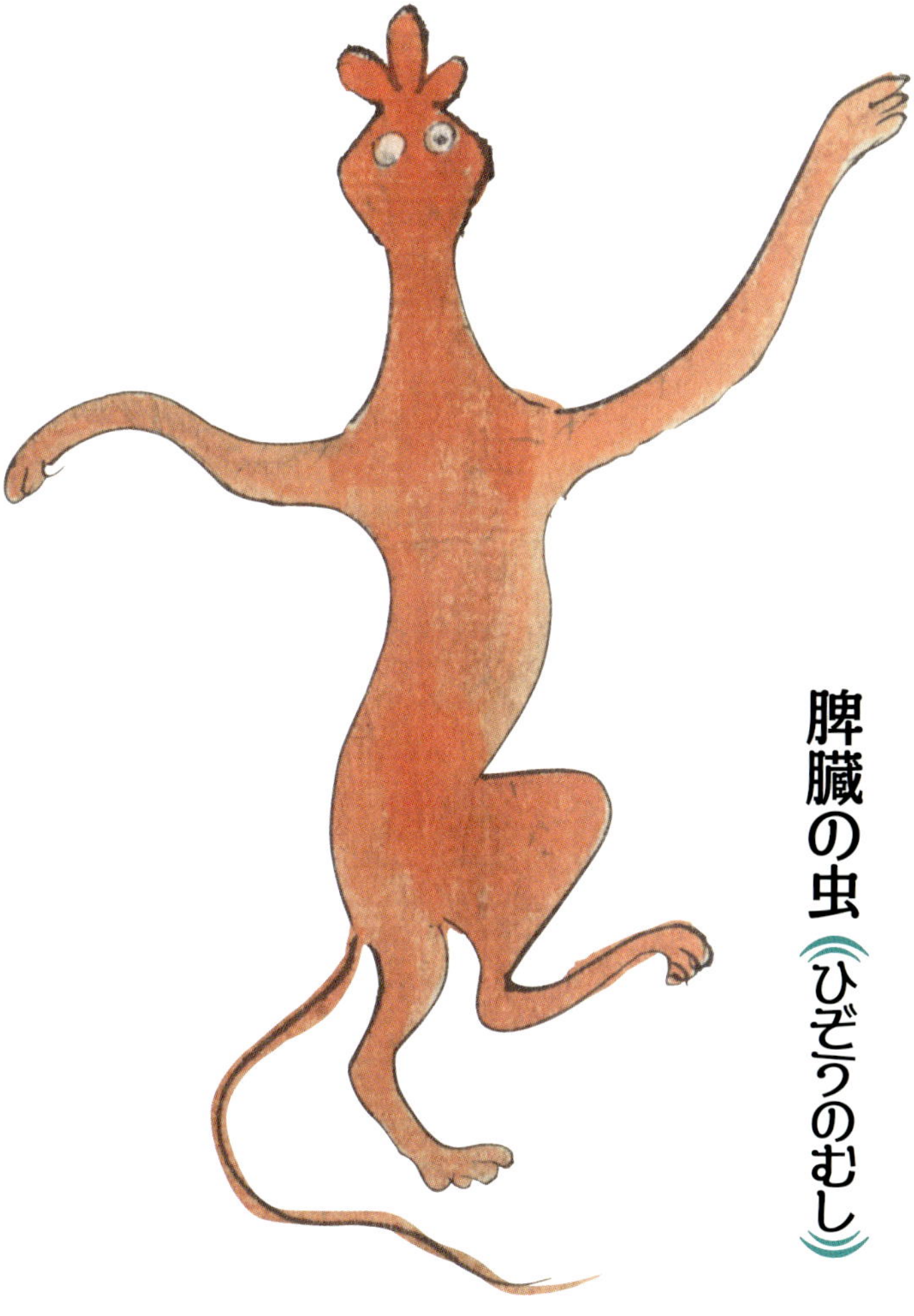

棲息域　脾臓にすみ肝臓と筋肉に危害をくわえる。

特徴　熱で真っ赤になり、鋭い爪の生えた手を左右に広げ、千鳥足でフラフラしている。虫の様相は、とりついた人の病状とそっくりである。

病状　脾臓から伸ばした長い両手で、肝臓をワシ掴《づか》みにされると傷暑《しょうしょ》（熱中症）が引き起こされる。また、筋肉をワシ掴みにされると頭を強く打ったときのように眩暈《めまい》がして体がほてってくる。

治療法　木香《もっこう》（キク科モッコウの根）と大黄《だいおう》（タデ科ダイオウの根茎）を内服するとこの虫は消滅する。

亀型・魚型

陽の亀積（ようのかめしゃく）

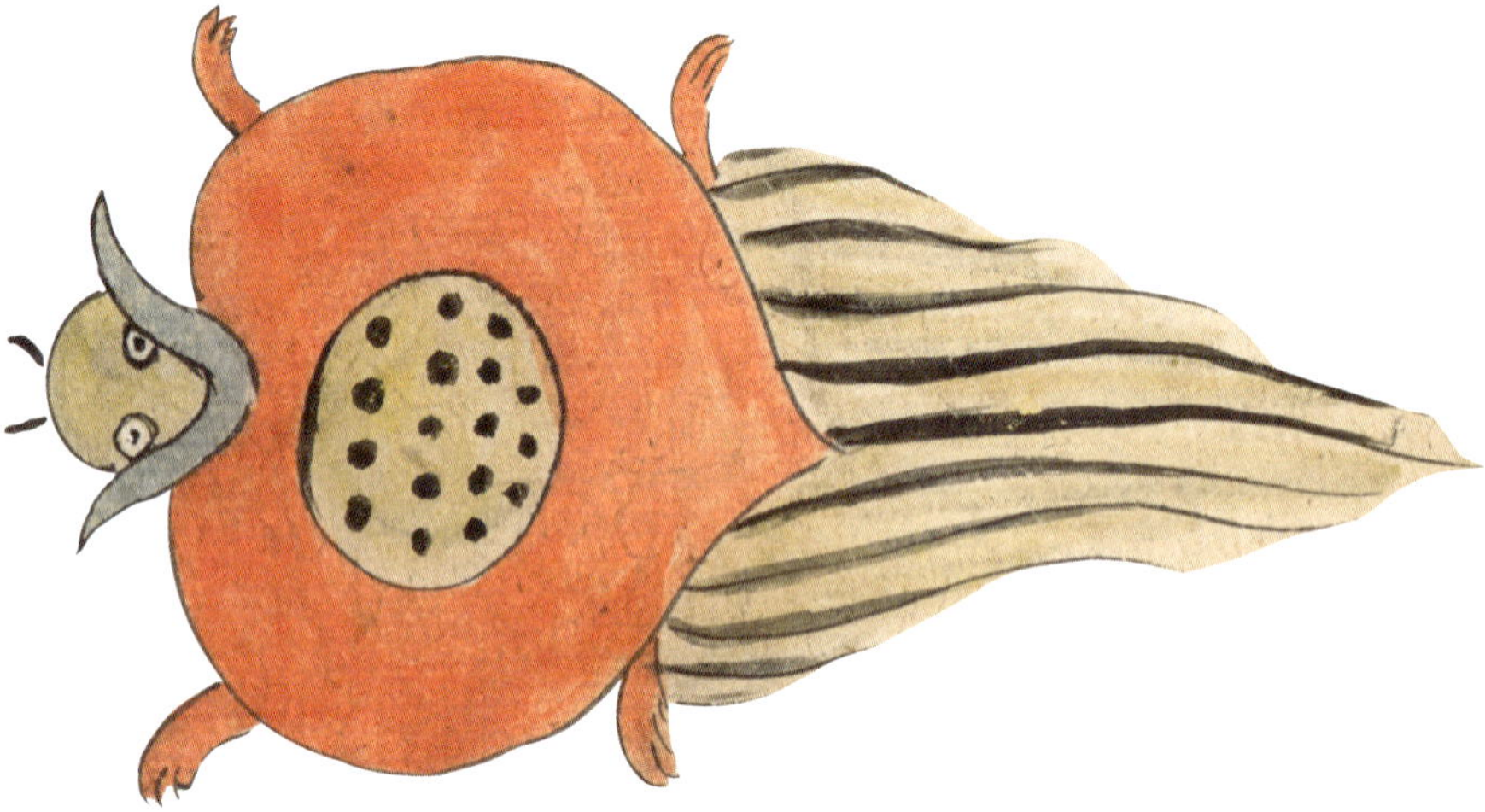

棲息域　胃袋と推定される。

特徴　甲羅には斑点のある丸い模様がある。頭には青い笠をかぶっていて、この虫にとりつかれた人が飲んだ薬を防御してしまう。

病状　とりついた人が食べたごはん（たいた米）を横どりしてよく食べる。とりつかれた人は「痩せの大食い」タイプになると推定される。

治療法　野豆《のまめ》（マメ科ダイズ属の蔓性一年草の種子）を食べるとみな消滅する。この方法は「伝家の宝刀」でとても優れている（原文は「称すべし、称すべし」で、今風には「ブラボー、ブラボー」）。

原理　薬は防ぐが飯は食う、この習性を利用する。野豆をサヤから出す。豆にはサヤを取り外された記憶が残っている。豆の残留思念が、それを食べた亀積の体内に入りこみ、色も形もサヤによく似た青い笠に働きかけて外してしまう。それから薬を飲めばよい。類似のもの同士を感応させる呪術療法である。

陰の亀積
（いんのかめしゃく）

棲息域　腹部。

特徴　頭と甲羅は灰色で、足と尾は黒く、白蛇状の虫がまとわりついている。

病状　この虫は、とりついた人を死なせた後、腹の内部からかなり長い時間がたってはい出してくる。

治療法　この虫にとり殺される前に、箒草《ほうきぐさ》（アカザ科の一年草。強壮・利尿薬）を食事にあえて食べれば、みな消滅する。

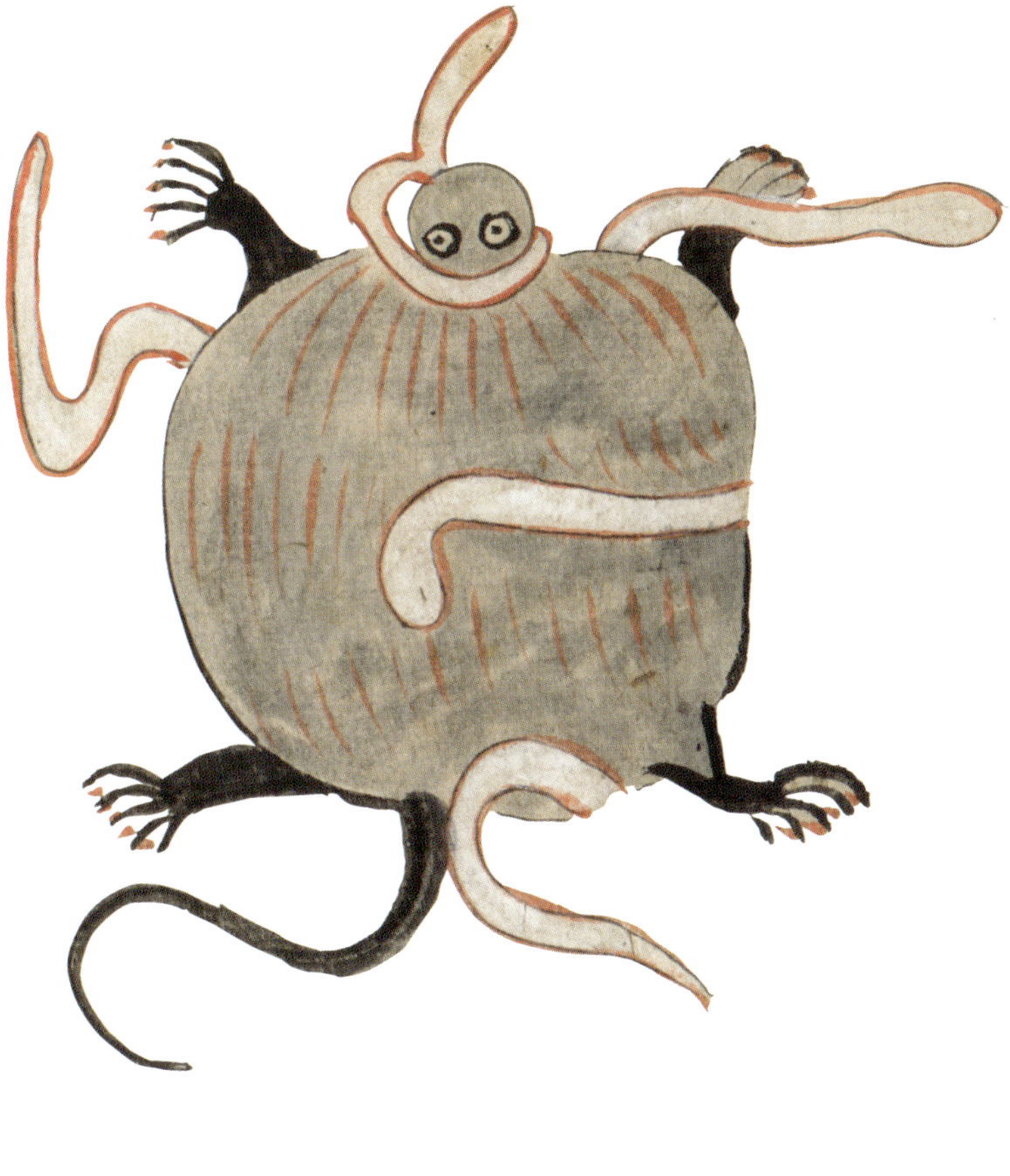

大病の血積
《たいびょうのけっしゃく》

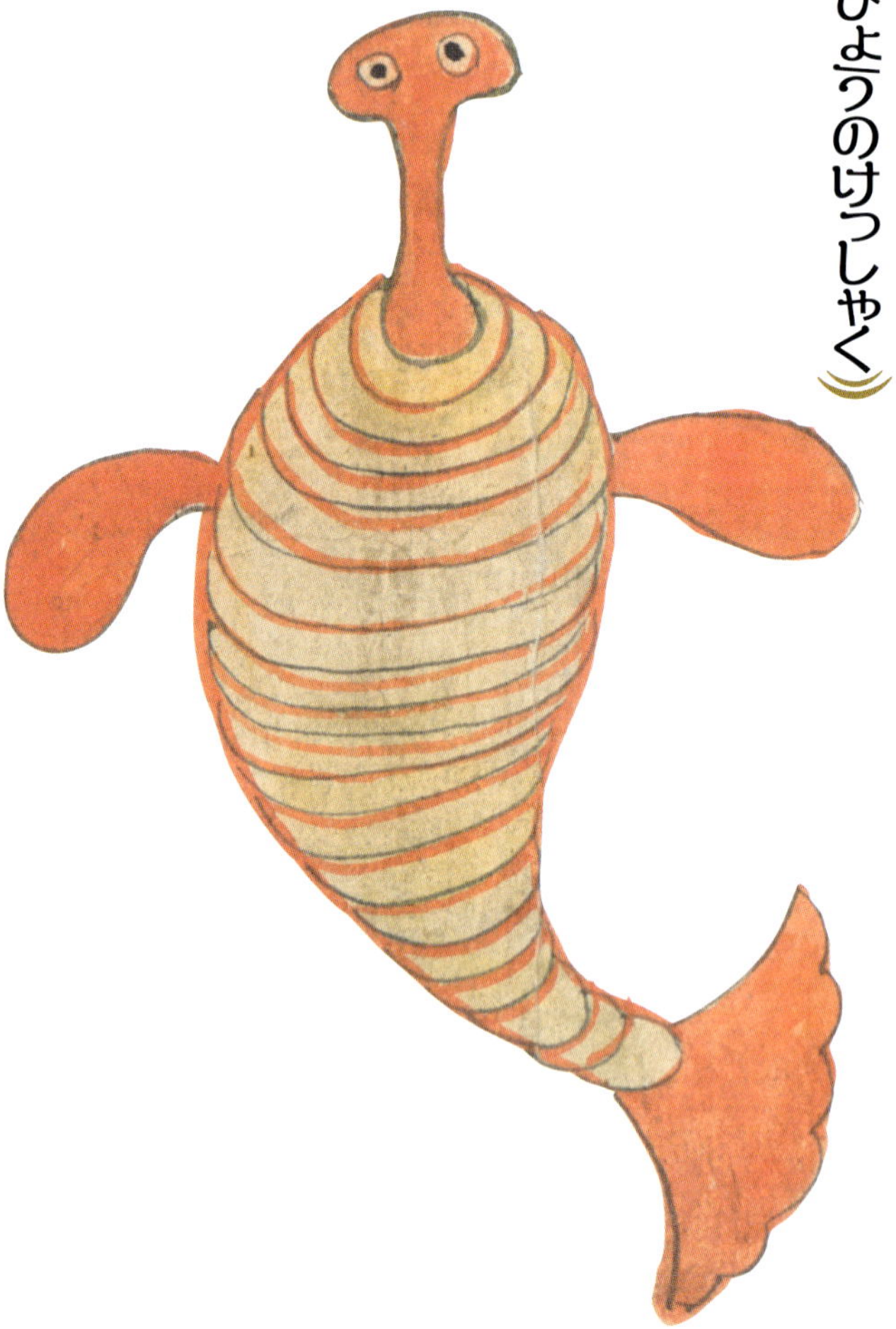

棲息域　胃袋。

特徴　この虫は大病のあとに生まれる。胴の形は胃袋とよく似ている。フレキシブルなラッキョウ型で、胸ビレと尾ビレがあり、胃袋を泳ぎ回る。頭がハンマー状なのは、胃袋の真上にある心臓に突っ込んで、餌である血をダイレクトにすするためと推定される。まるまる太ったこの虫を砕くと、血が積もり積もったものだということが分かる。

病状　とりつかれた人は、顔色が青白くなり、ほほがやせこけ、全身がやつれてしまうと推定される。

治療法　この虫を胃から吐き出し、縮砂《しゅくしゃ》（ショウガ科の種子根）を煎じた汁をかければ、みな消滅する。

棲息域　脾臓。

特徴　凶悪な虫である。フレキシブルな胴と尾ビレで自由に泳ぎまわり、鋭利な六本の爪でとりついた人の脾臓にしがみつく。

病状　とりついた人の食べたごはん（たいた米）を横取りし、尖った口でエキスをすする。とりつかれた人は「痩せの大食い」タイプになると推定される。

治療法　木香《もっこう》（キク科モッコウの根）を内服すればみな消滅する。

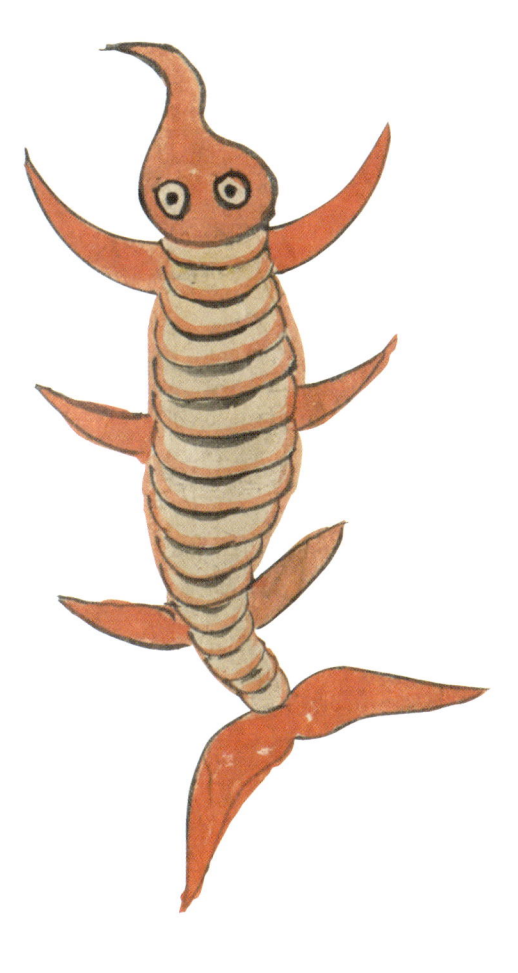

悪虫（あくちゅう）

ソリの肝虫《そりのかんむし》

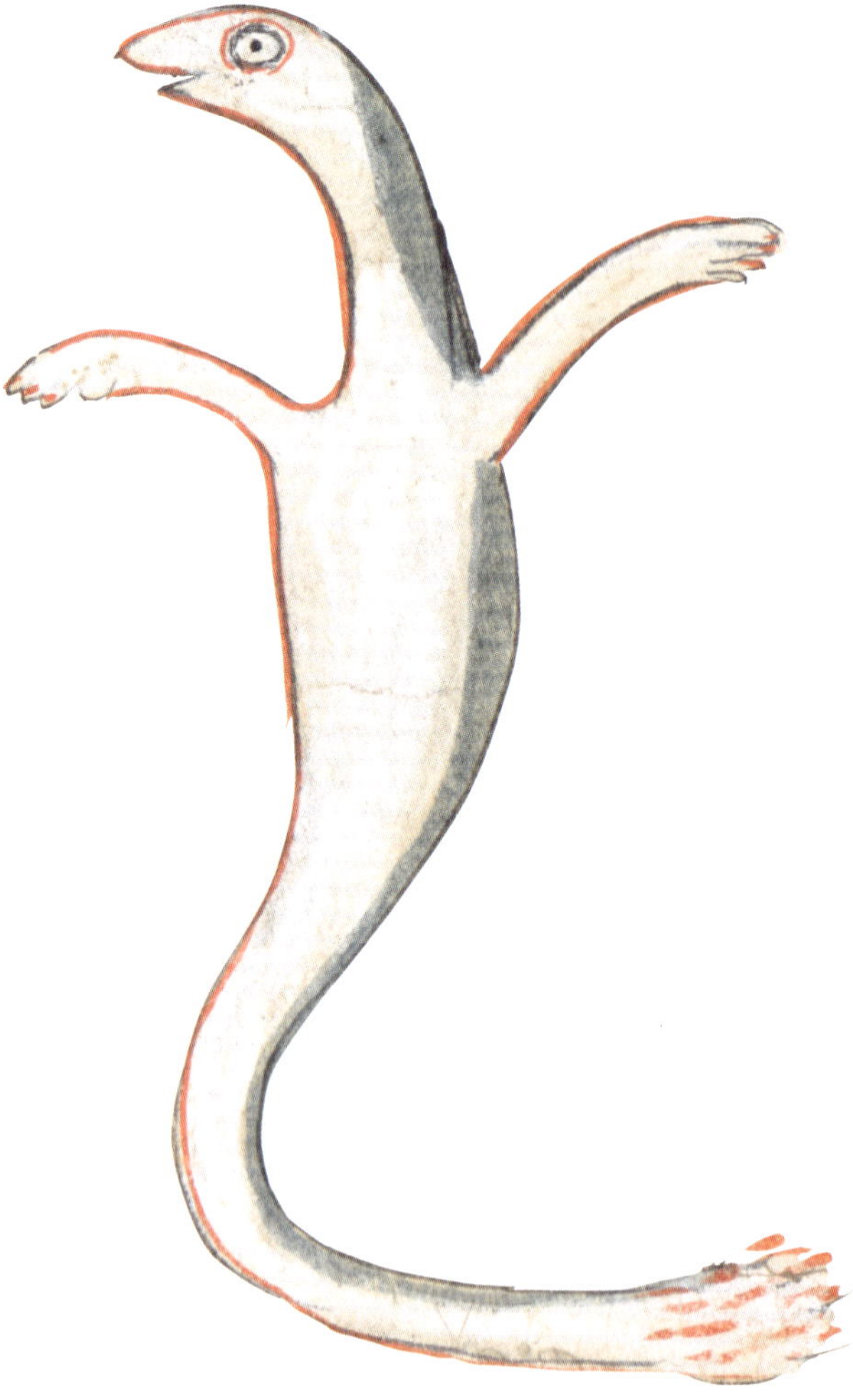

棲息域　肝臓。

特徴　とても凶悪な虫である。ギョロ目で背は青く腹は白い。ヒレのような手があり、しっぽの先は筆のようである。辛い物を好み、とりついた人の背骨にかぶりつく。

病状　「ソリ」といわれる背骨がそり返ってしまう病気全般の原因である。

治療法　木香《もっこう》（キク科モッコウの根）と白朮《びゃくじゅつ》（キク科のオケラの根茎）で平癒する。

虫型

肺虫（はいむし）

棲息域　ふだんは肺にいるが、たまに体外に飛んでいく。

特徴　真っ赤な顔は三つ股の口、白い胴はウジムシ型で舌のようなしっぽがある。カラフルな羽もはえている。ごはん（たいた米）を食べる。

病状　時おり肺から抜け出す習性があり、どこかよそへ飛んでいったまま、迷子になって帰ってこないと、この虫にとりつかれていた人は死んでしまう。そうなると、この虫は人霊《ひとだま》になって燃え尽きてしまう。

治療法　白朮《びゃくじゅつ》（キク科のオケラの根茎）を煎じて内服すると、この虫は消滅する。

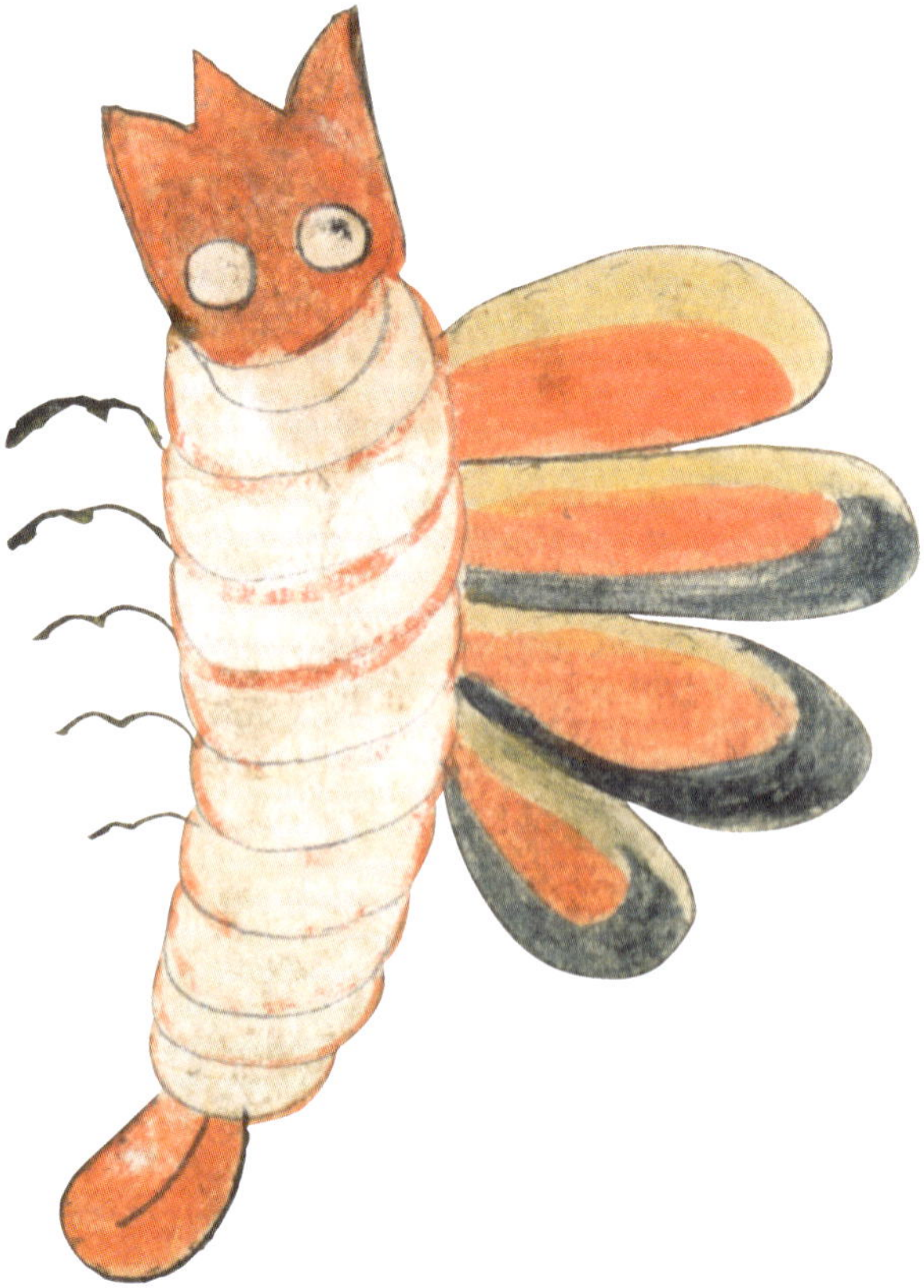

腰抜の虫
《こしぬけのむし》

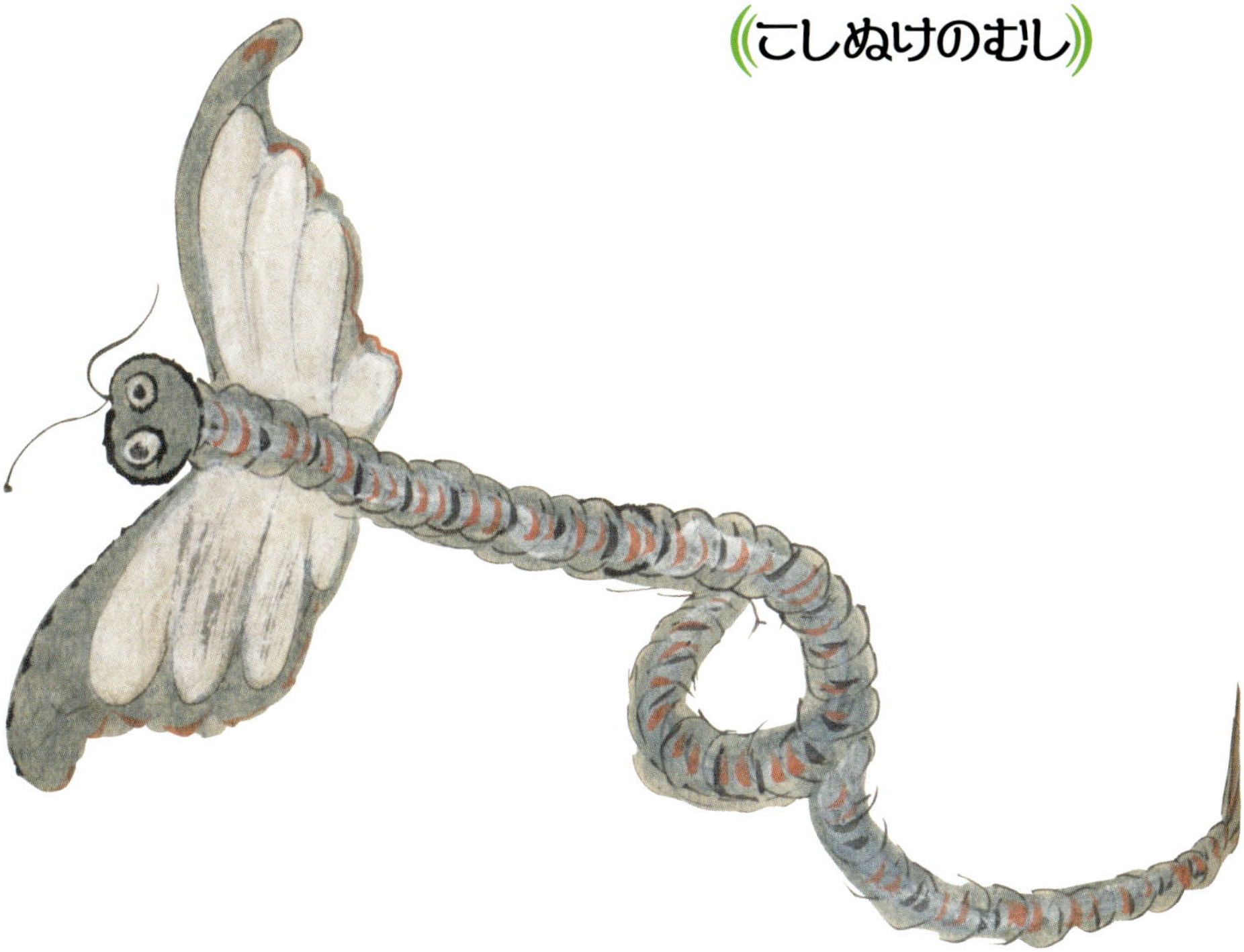

棲息域　腰。

特徴　オニヤンマのような勢いで、どこからともなく飛んでくる。体内に侵入すると、腰の辺りを飛び回り、長い胴体で背骨に巻きついて締めつけ、尾のトゲで突き刺してギックリ腰を引き起こす。

病状　この虫にとりつかれた人は突然の激痛で腰が抜け、息が詰まって胸元が苦しく、冷や汗をダラダラと垂らし、虫の出す虫酸《むしず》が体内を駆け巡ると、むせかえって嘔吐してしまう。

治療法　木香《もっこう》（キク科モッコウの根）と甘《かん》草《ぞう》（マメ科カンゾウの茎と根）を内服すると平癒する。

蟯虫《ぎょうちゅう》

棲息域　男女のちぎりで幼虫が宿るので、陰部と推定される。

特徴　一年に六度めぐってくる「庚申《こうしん》」の夜、とりついた人の体内からそっと抜け出す。舌が長くとてもおしゃべりで、夢に見ただけでまだ実行していないことや、その人が抱いている欲望まで閻魔大王《えんまだいおう》に告げ口し、地獄に落とそうとする。

病状　庚申の夜に男女のちぎりを交わすと、この虫の幼虫を宿してしまう。とりつかれた人は天刑（天罰）の病をわずらって死んでしまう。

対処法　徹夜で「庚申待《こうしんまち》」をして虫の脱出を妨げ、その晩はちぎりを控えて幼虫を宿さないよう予防するしか、方法はなかろう。

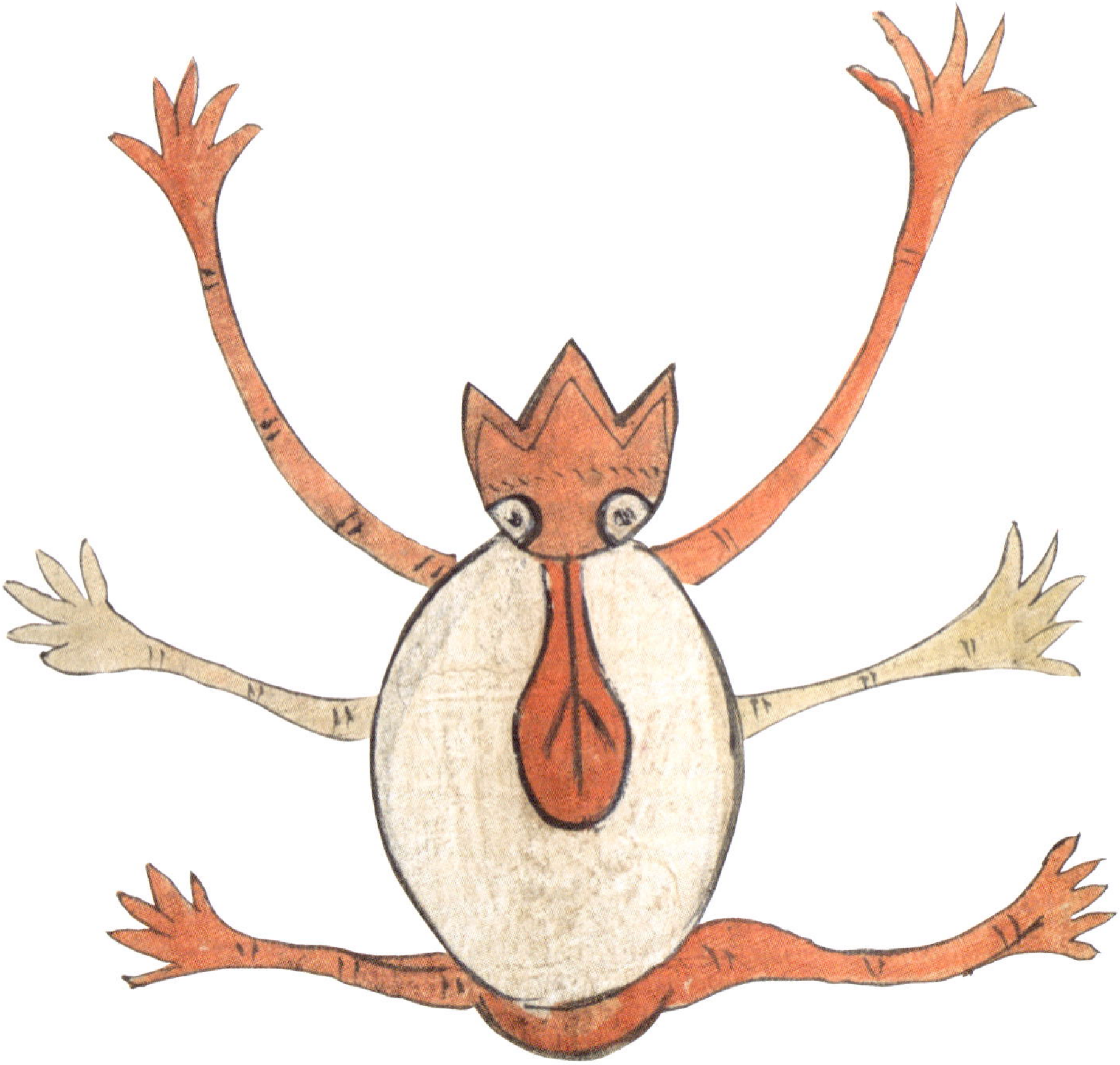

陰虫（かいむし）

棲息域　男女の陰部。

特徴　男女和合の時、突然うわぁっ！と男女それぞれの陰部にわいて出る。女性は赤い経血を出し、男性は白い精液を出すが、ともに虫が口から吐き出したものである。和合の際、男の虫と女の虫がハリガネのような足でお互いに絡みつき離れなくなる。仏典（『大集経』など）の赤白《せきびゃく》二《に》渧説《たいせつ》（男女の陰部に棲む虫が生殖を司る）を具現化した虫である。

病状　しょっちゅう淫乱な気持ちがおこり、いつもムラムラしている。

治療法　口づてに教える。

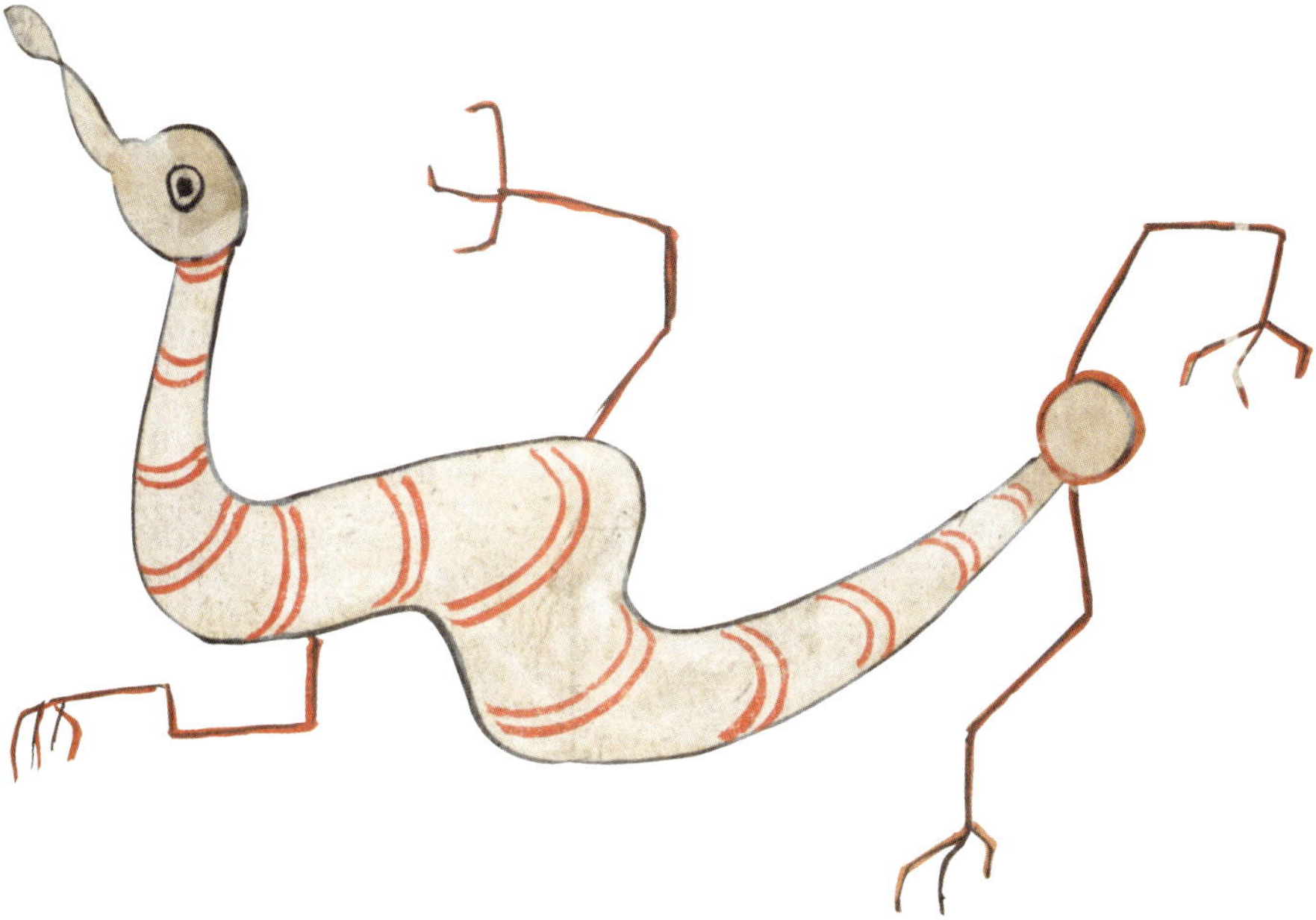

脾臓の血積（ひぞうのけっしゃく）

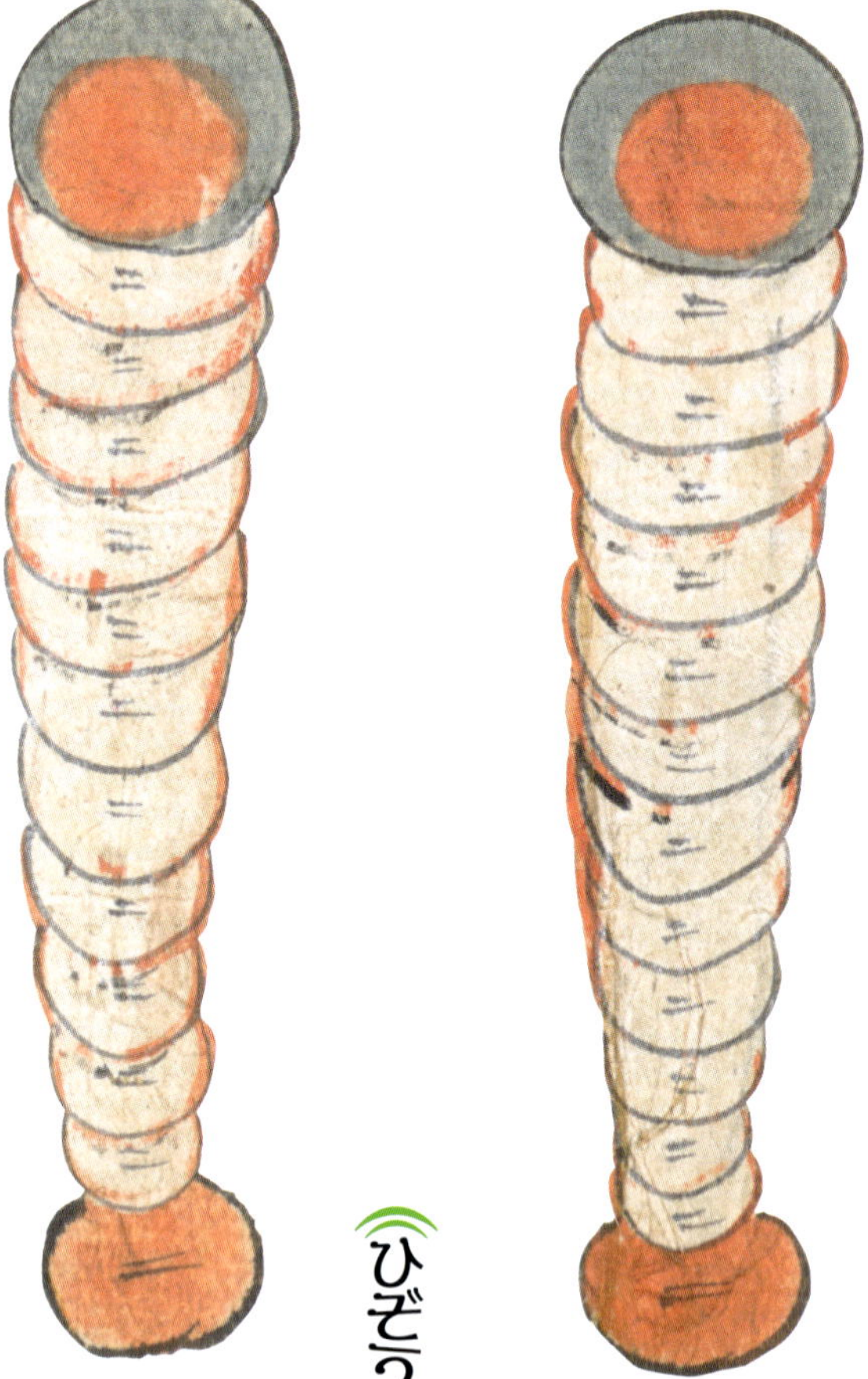

棲息域　脾臓。

特徴　イモムシ型で、頭と尾は丸い。頭は外が青で内が赤、胴は白、しっぽは赤である。

病状　脾臓を病む。

治療法　車前子《しゃぜんし》（オホバコ科オホバコの成熟種子）を内服すれば、みな治る。

蛇型

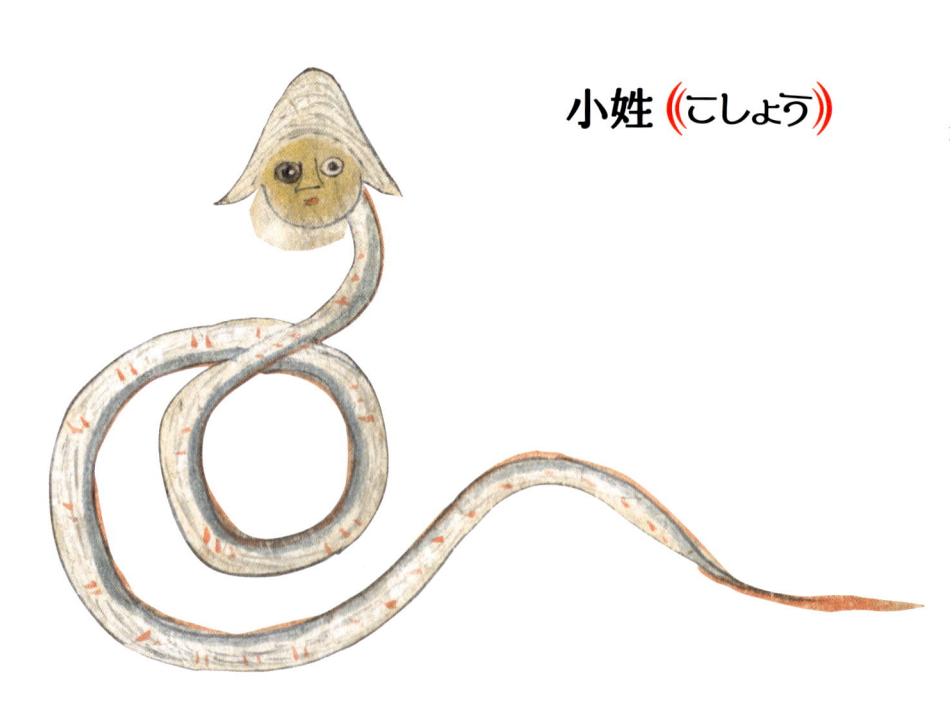

小姓（こしょう）

釈名　『春秋左氏伝《しゅんじゅうさしでん》』、成公《せいこう》（魯の国主）の十年（紀元前五八一年）の故事に由来する。その年の四月に晋の国主・景公《けいこう》が病気にかかり、五月に重態となった。秦の国主・桓公《かんこう》は、名医の医緩《いかん》を派遣した。医緩の到着までに、景公は病の化身である二人の豎子《じゅし》（こども）の夢をみた。一人が「きっと医緩にやられちまう」というと、もう一人が「膏の上、肓の下（膏肓《こうこう》）に隠れたらどうにもできまい」と答えた……。すなわち「疾《やまい》、膏肓に入る」の出典であるが、漢名の「豎子」が、和名の「小姓」である。

棲息域　膏肓（鍼《はり》も薬も届かないところ）。

特徴　目・鼻・口がある子供のような肌色の顔に、白くて長いヒゲをはやしている。胴は白蛇のようで、尾は黄色い。子供のようにペチャクチャしゃべり、甘酒が大好物である。

病状　この虫にとりつかれた人は、不治の病におかされる。

治療法　不明。いかなる名医でも治せない。薬石《やくせき》効なく、笠をかぶって薬をはねつけ、鍼の届かない場所に隠れている。

耳虫（みみむし）

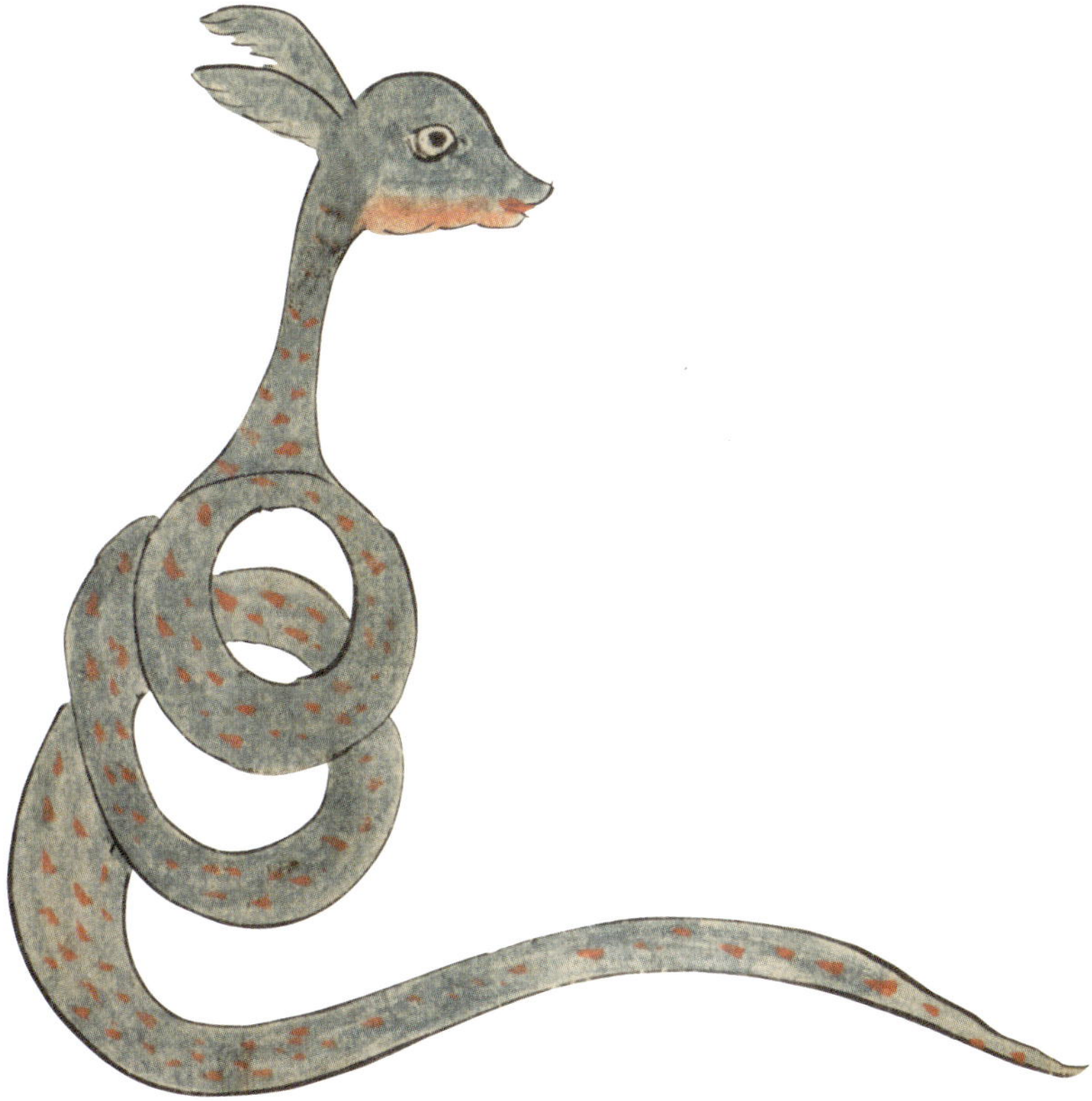

棲息域　耳と心臓をいったりきたりする。

特徴　長い耳があり、蛇のような胴体で頭と胸の間をクネクネ移動する。

病状　この虫にとりつかれた人は、水と冷たい物を好み、湯と温かい物を嫌う。そのため、いつも腹がはった状態になる。

治療法　白朮《びゃくじゅつ》（キク科のオケラの根茎）と茯苓《ぶくりょう》（サルノコシカケ科の菌茎）で消滅する。

棲息域　脾臓。
特徴　頭に真っ赤な笠をかぶり、胴体には赤い毛が生え、尾は二股になっている。
病状　虫の笠が食べ物の通りをじゃまするので、とりつかれた人の血色は悪くなっていく。激痩せ、激太り、急激な体重の増減は、この虫のしわざである。
治療法　阿魏《あぎ》（セリ科アギのゴム樹脂）と莪朮《がじゅつ》（ショウガ科ウコン属の茎根）を服用すると平癒する。

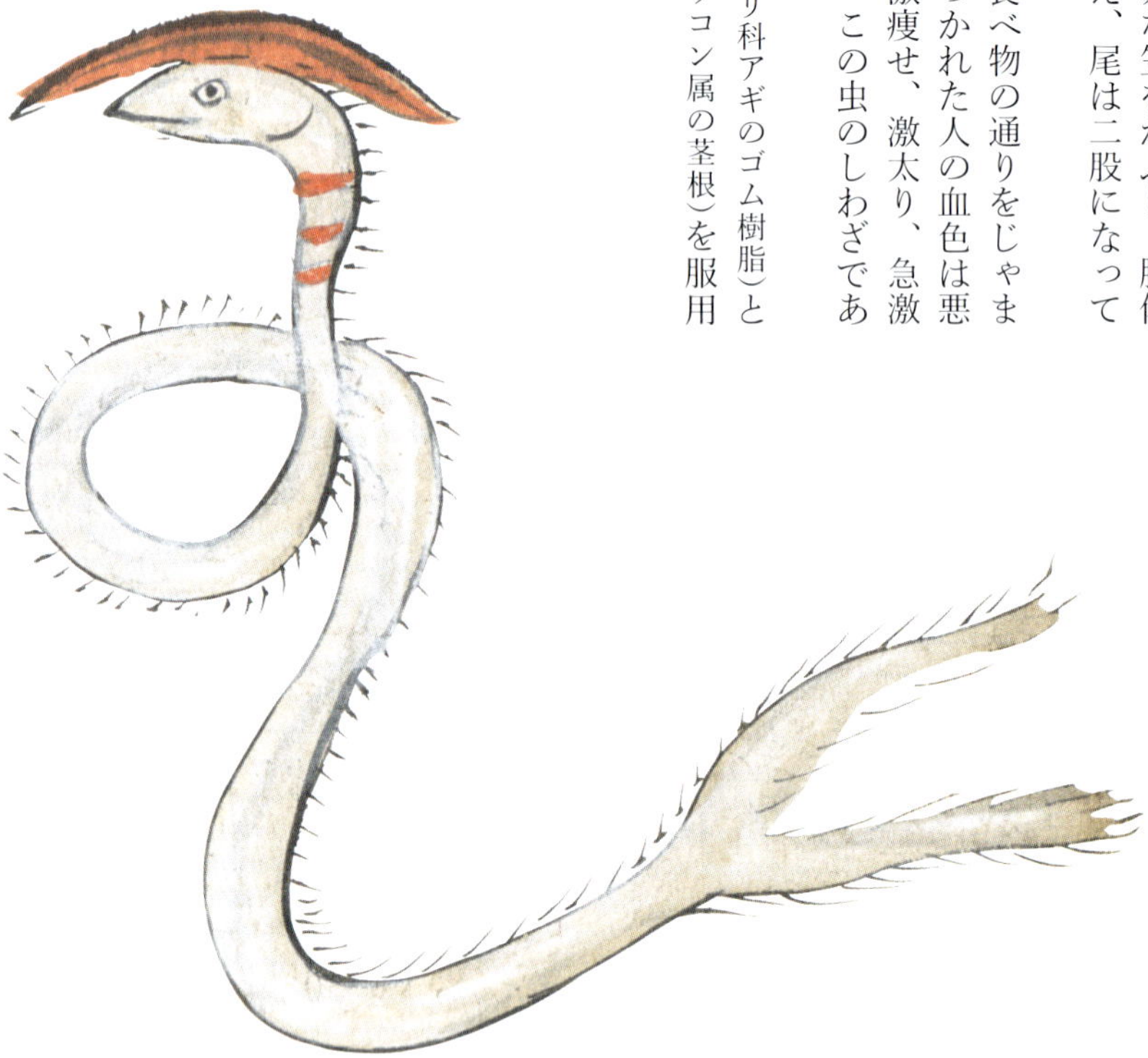

脾臓の笠虫
《ひぞうのかさむし》

積虫（しゃくちゅう）

棲息域　腹部と推定される。
特徴　頭に赤い笠、首に白い紋が二つ、半身は赤で、半身は黄色である。
病状　筋（筋肉や腱）にかぶりつき、とりつかれた人は中風《ちゅうぶ》、すなわち半身不随になる。
治療法　陳皮《ちんぴ》（ミカン科ポンカンの熟した皮）・大黄《だいおう》（タデ科ダイオウの根茎）・人参（朝鮮ニンジン）が効果的である。

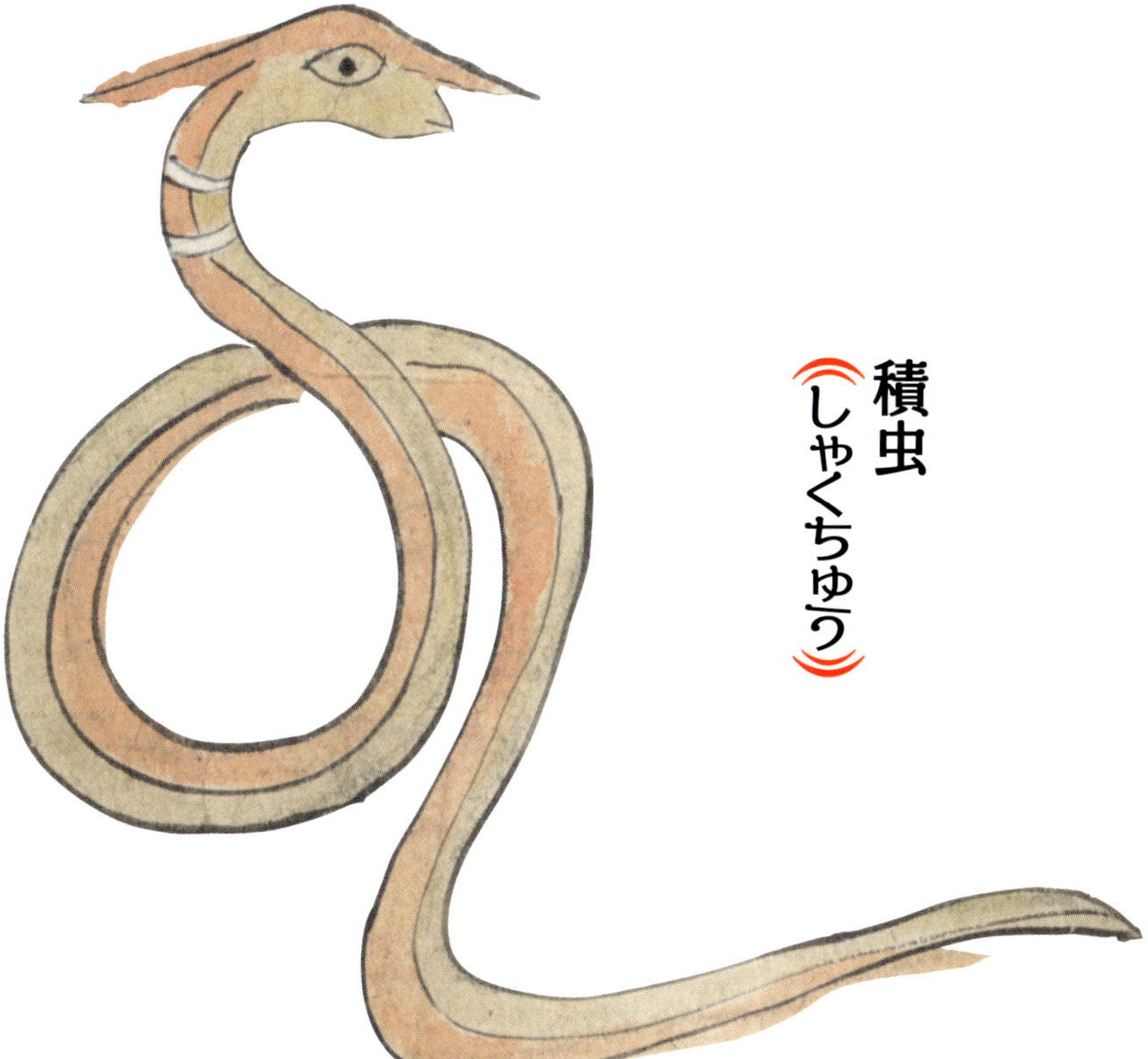

腎臓のヒゲ虫（じんぞうのひげむし）

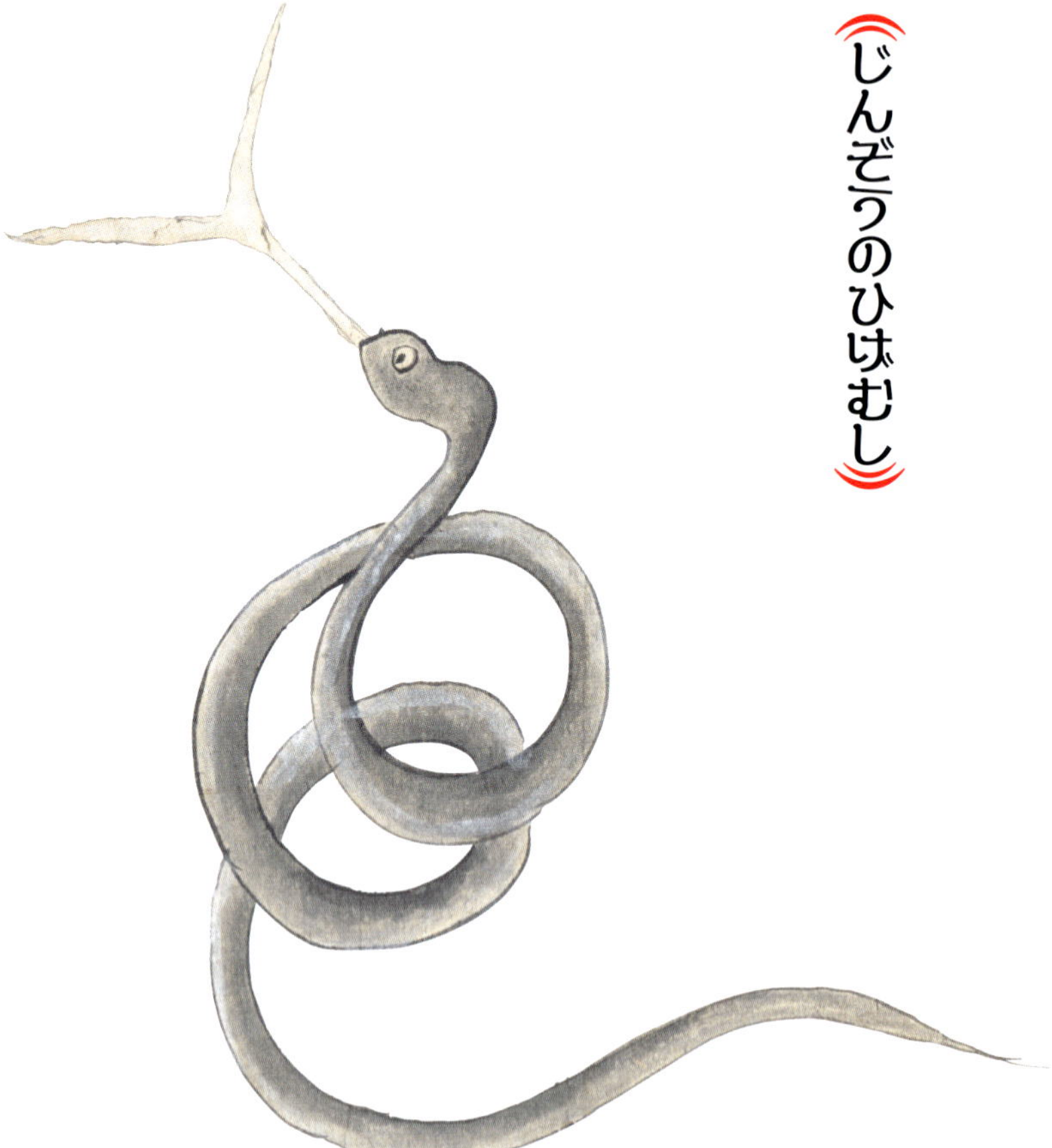

棲息域　腎臓。

特徴　糸を引いたような白いヒゲをはやしている。胴は黒っぽく、首の後ろには珠《たま》のような丸いコブがある。

白髭・猫背（コブ）は老人・老化の特徴。佝僂《くる》病（セムシ）を起こす背虫《せむし》とも考えられる。

病状　この虫にとりつかれた人は腎臓病にかかる。また、甘い物の食べ過ぎで肌が黄ばむ。

治療法　白朮《びゃくじゅつ》（キク科のオケラの根茎）と木香《もっこう》（キク科モッコウの根）で消滅する。

腹痛の虫
（はらいたのむし）

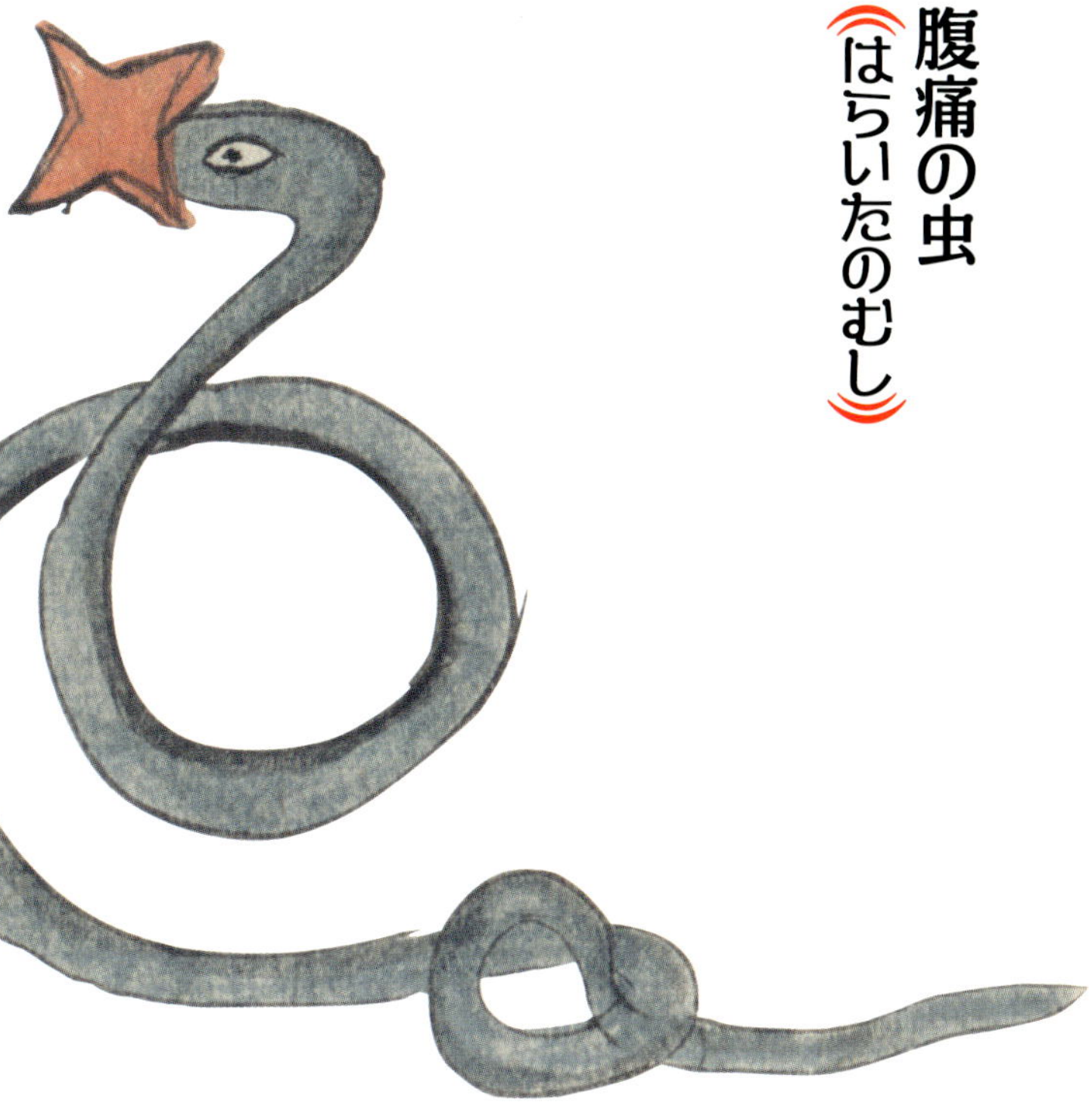

棲息域　腎臓。
特徴　背は黒く、腹は青い。目は鋭く、十字型に広がる大きな口で噛みつく。
病状　常に腹痛を起こして、とりついた人を悩ませる。
治療法　海人草《かいにんそう》（赤藻類のマクリを乾燥した駆虫剤）を多量に内服すると下《くだ》る。

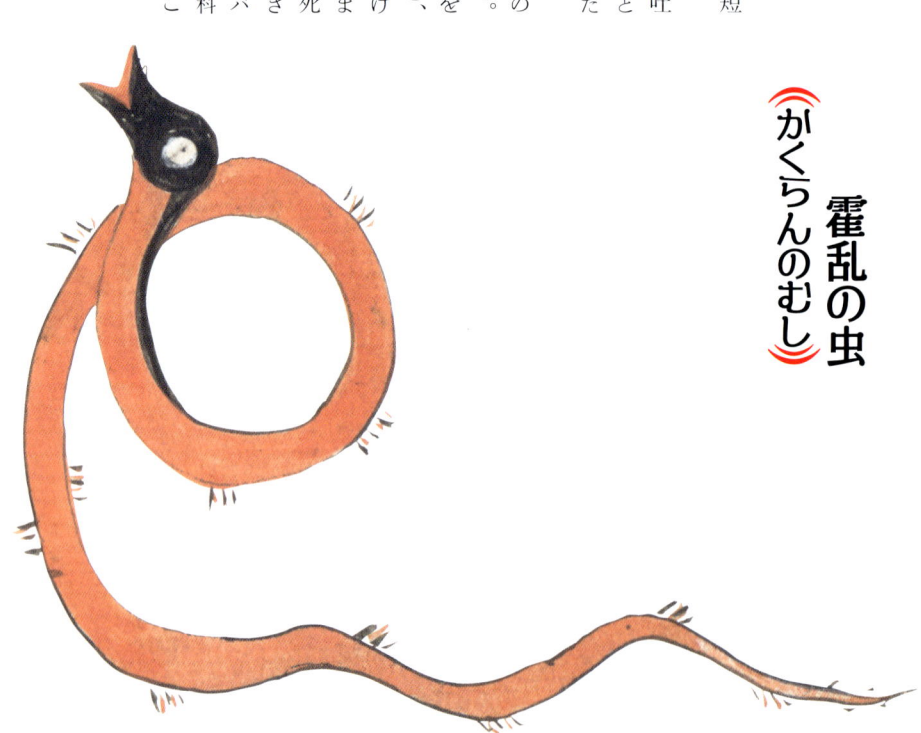

霍乱の虫（かくらんのむし）

棲息域　腹部と推定される。
特徴　頭が黒くて胴は赤く、所々に短い足がはえている。
病状　夏に限らず、しばしばひどい吐き下し（霍乱）をおこす（点になった目といい、絶妙な開き具合の口といい、吐いた瞬間の表情が活写されている）。
治療法　呉茱萸《ごしゅゆ》（ミカン科の熟《う》れる前の実を乾燥したもの）を服用して平癒する。
症例　ある人の口から、この虫が顔を出した。手で引っぱり出そうとすると、意識朦朧となってあやうく死にかけた。手を離すと再び腹中に戻ってしまい、けっきょく彼は命を落とした。死体を観察すると、肝臓にしっぽを巻きつけて離れなかった。車前子《しゃぜんし》（オホバコ科オホバコの成熟種子）と木香《もっこう》（キク科モッコウの根）を煎じ、虫にかけるとことごとく消滅した。

棲息域　肺。

特徴　頭には鳥のようなクチバシがあり、白目をむいている。蛇のような胴は白く、背は青みを帯び、しっぽは二股に分かれている。

病状　この虫にとりつかれた人は、突然死んだかのように意識を喪失し、口から泡を吐き、二時間から四時間ほどの間に再び意識がよみがえってくる。このような病を「クツチ」（癲癇《てんかん》の古称）というのである。

治療法　記述なし（真性の癲癇は治せなかったのであろう）。

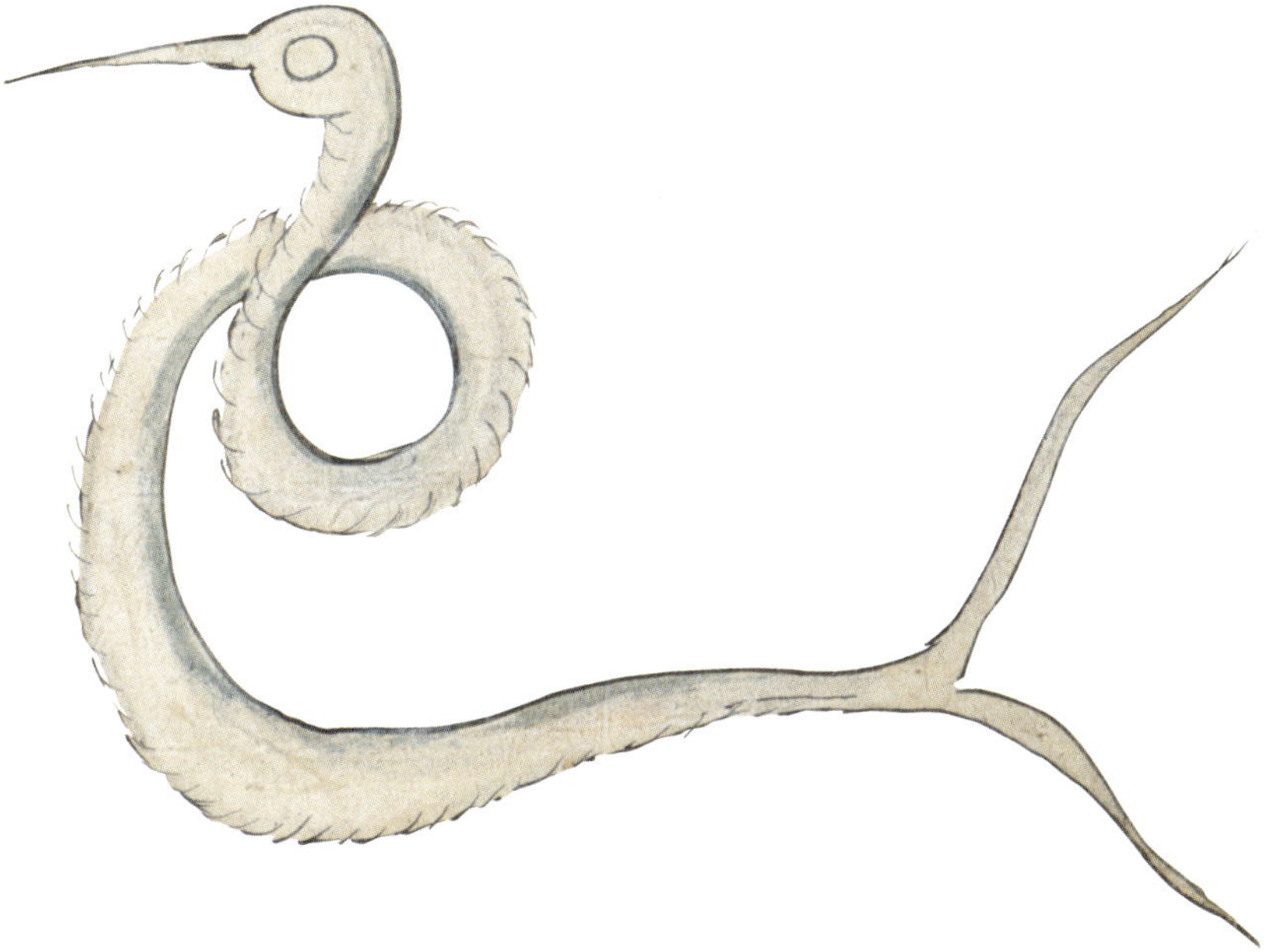

クツチの虫（くつちのむし）

黒虫（くろむし）

棲息域　腎臓。
特徴　頭から半分は黒く、残り半分は白い。
病状　耳が聞こえなくなる。
治療法　茴香《ういきょう》（モクレン科ハッカクウイキョウの果実）で平癒する。

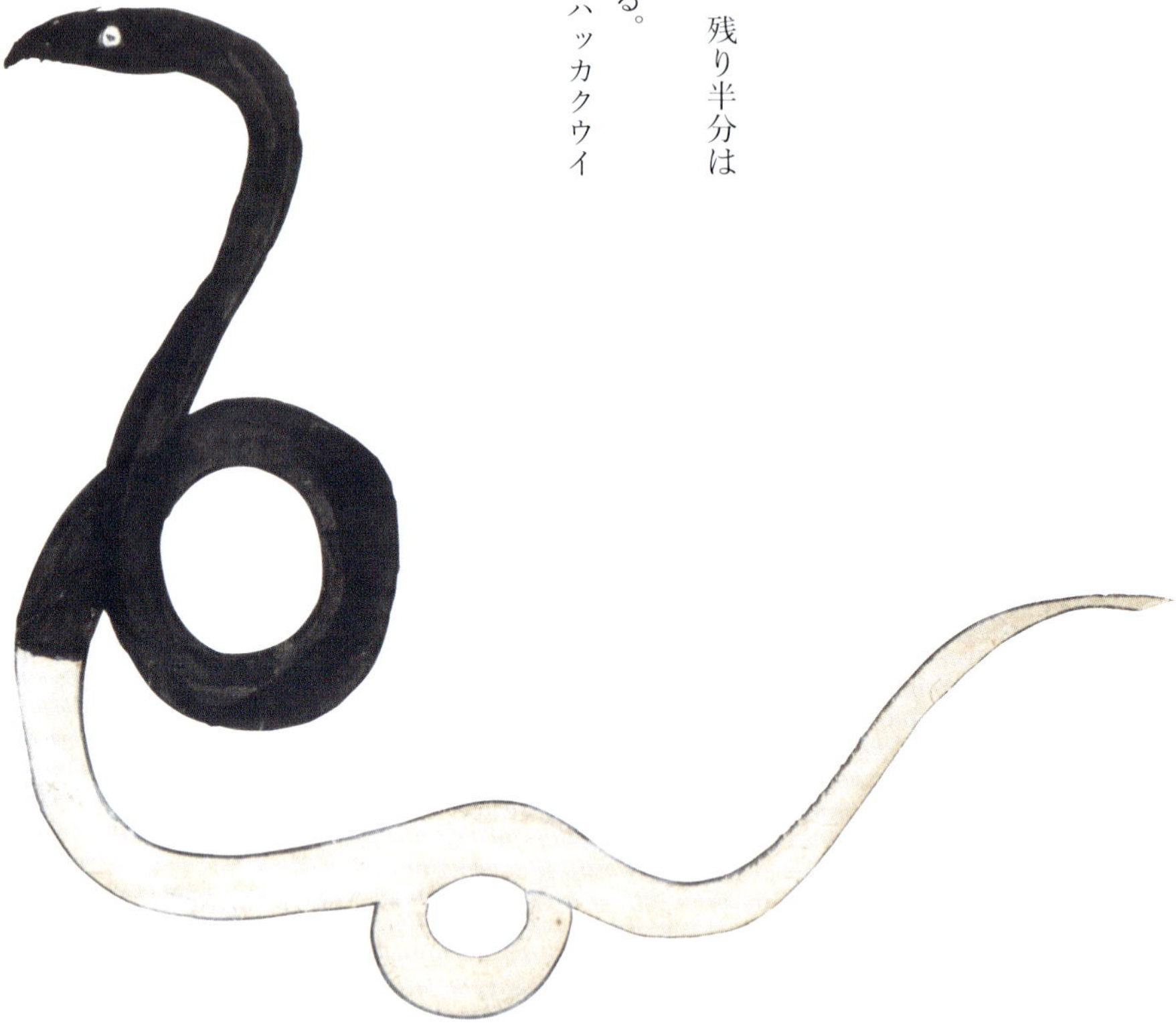

腰痛の虫《こしいたのむし》

棲息域　腎臓。

特徴　頭は黒く胴は白い。鳥のクチバシに似たもので、とりついた人の筋肉を体内から突っつきまわす。

病状　とりついた人の腎臓にこもり、腰痛を引き起こし、腰を重たくして動けなくする。

治療法　木香《もっこう》（キク科モッコウの根）が効果的である。

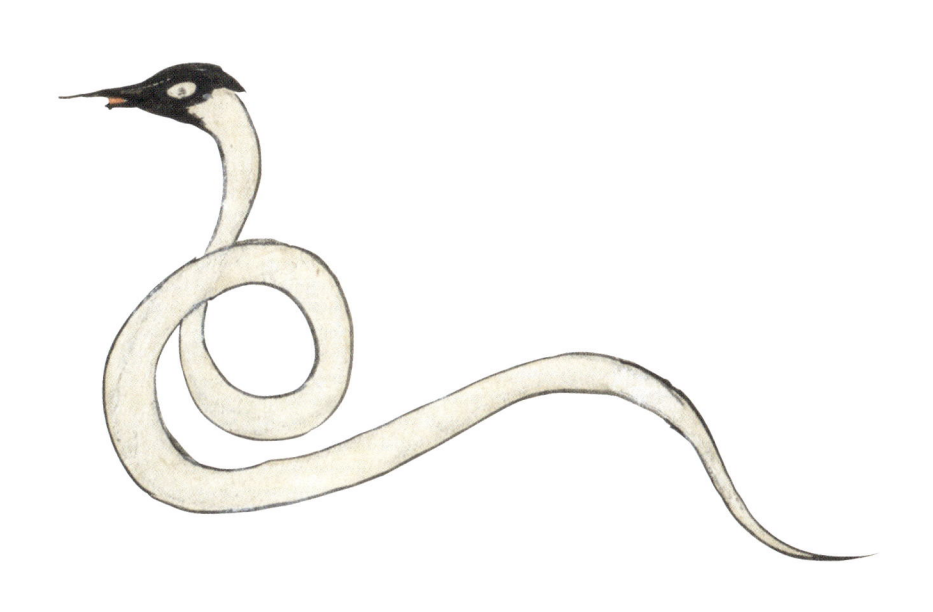

肝の聚（かんのじゅ）

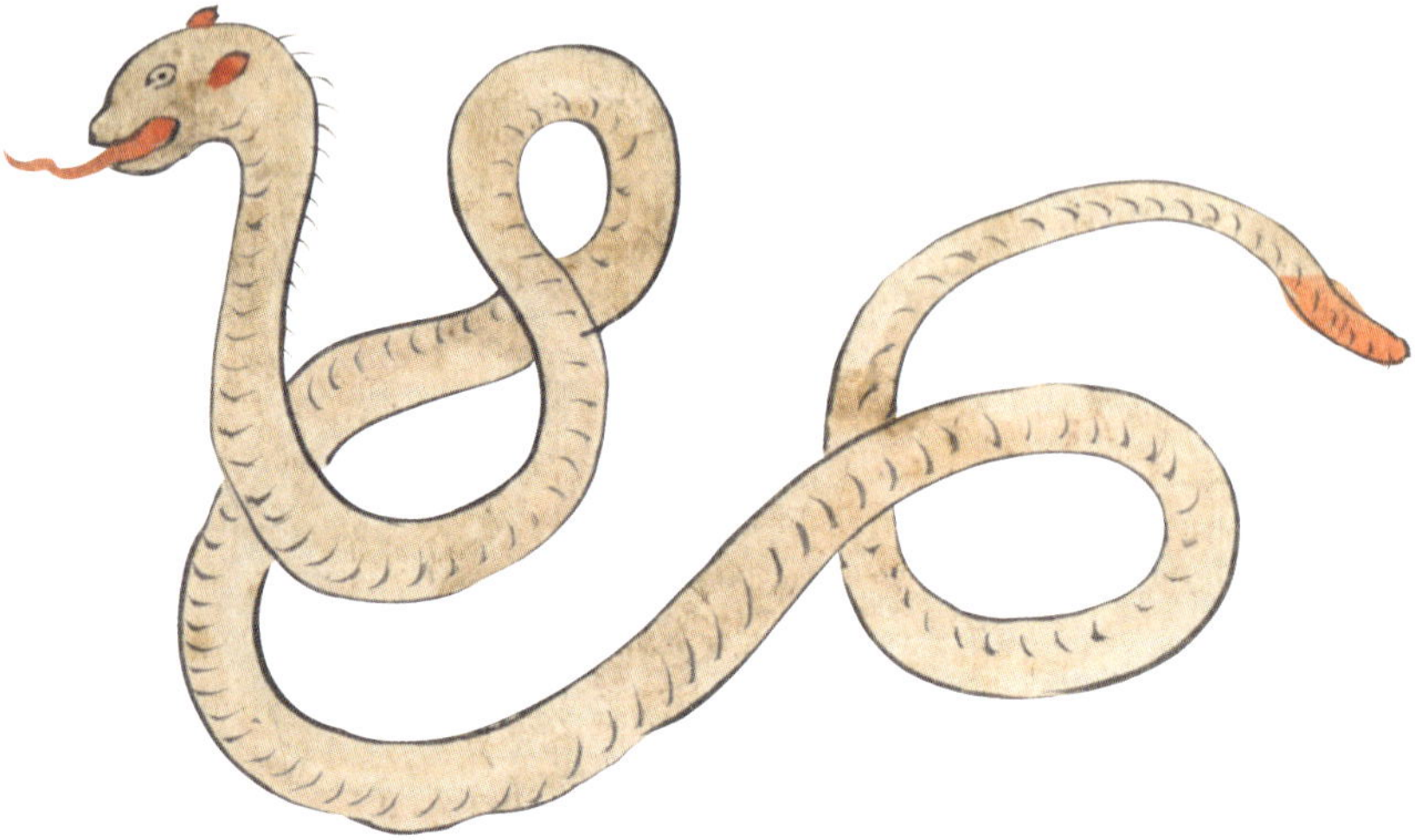

棲息域　肝臓。

特徴　白蛇のようで、耳としっぽの先が赤い。

病状　激怒している時や、合戦の最中に発症したものを肝癇《かんかん》という。成虫は上へ上へと攻め登っていき、肝臓に食いつくと胴をピンと一直線に伸ばして長くなり、ビリビリと勢いよく震え出す。すると、この虫にとりつかれている人は全身が硬直し、ブルブルと武者震いが止まらなくなるのである。

治療法　鍼術《しんじゅつ》のコツは口づてに教えるが、成虫は治しにくい。

寸白虫
《すばくちゅう》

棲息域　腹部と陰嚢をいったりきたりする。

特徴　通常はヘソから左右に延びる、上腹部と下腹部の境界線となるシワの下でニョロニョロしているが、この虫にとりつかれた人の体が冷えると陰嚢へ入りこみ、トグロを巻いてジッとしている。龍のような顔となり、しっぽが二股となったものは治りにくい。

病状　一年に一、二度、あるいは一ヶ月に一度、腹部と陰嚢に激痛を起こす。長さが十五メートルを越えた虫にとりつかれた人は、必ず死ぬ。

治療法　鍼術《しんじゅつ》が効果的で、刺し方のコツは口づてに教える。

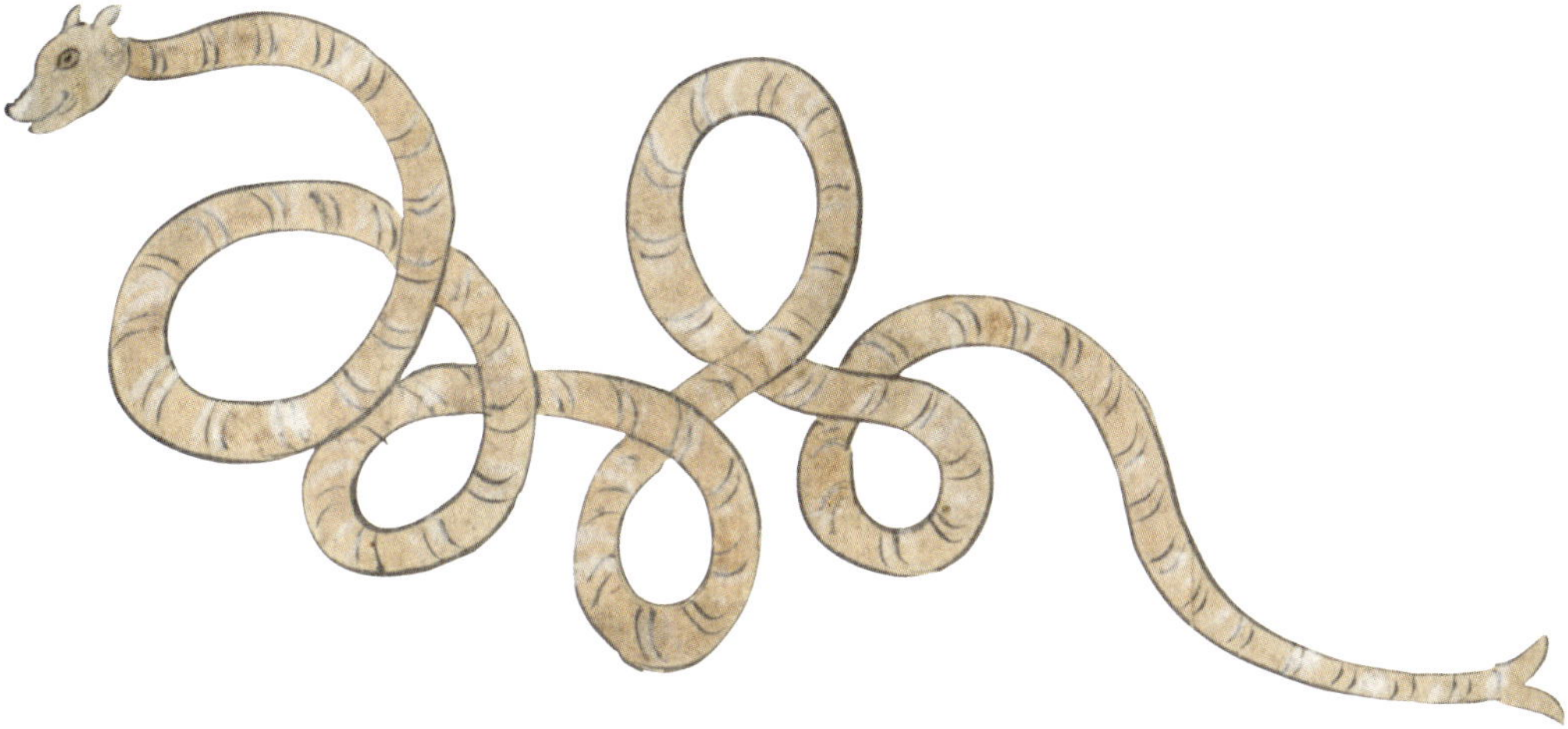

腸の虫（はらわたのむし）

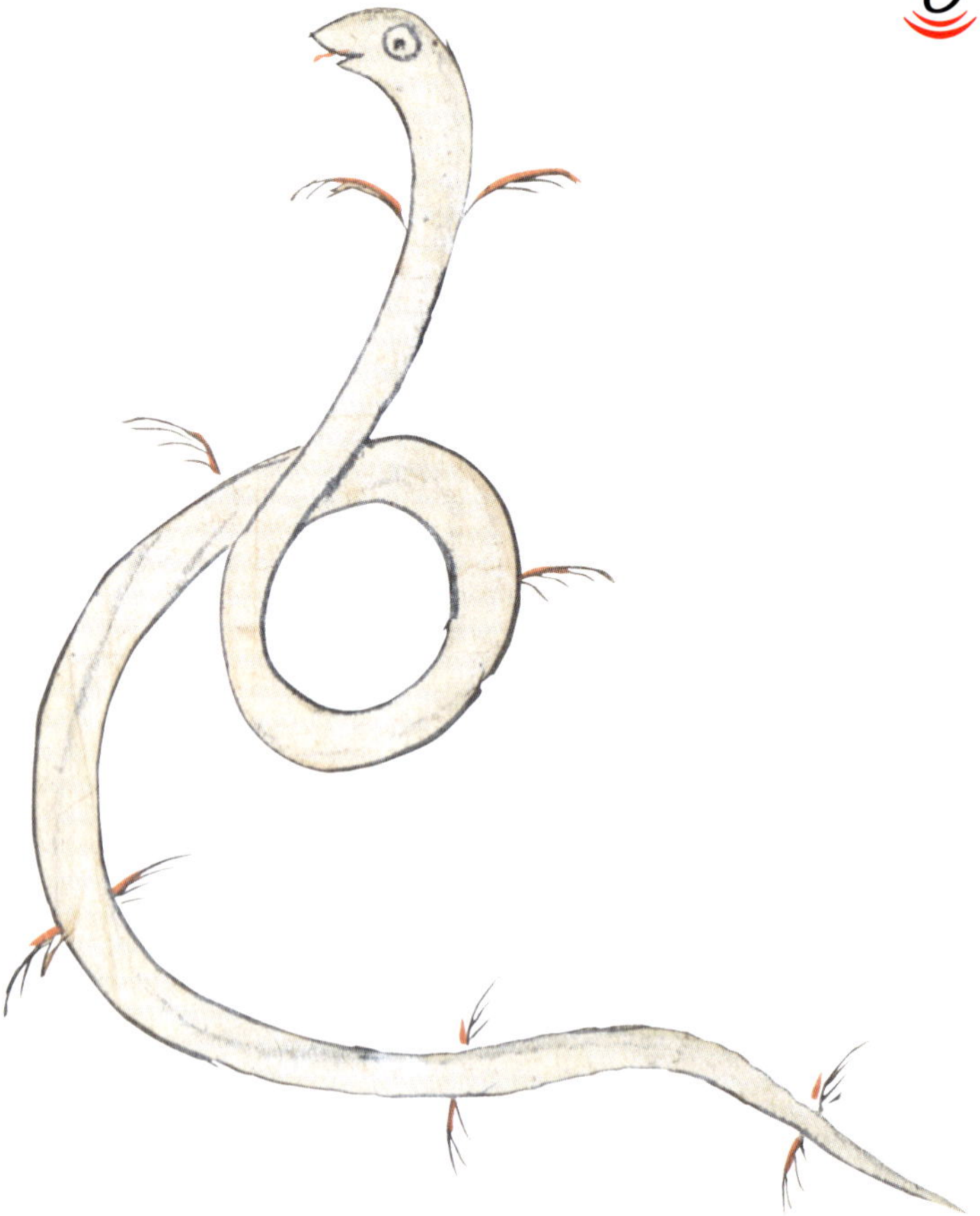

棲息域　大腸は白く小腸は赤い。虫は白いので大腸と推定される。

特徴　体のあちこちに生えた足で、五臓六腑にしがみつく凶悪な虫である。

病状　腹の激痛と推定される。

治療法　引起草《ひきおこしぐさ》（延命草《えんめいそう》の別名。シソ科ヤマハッカ属の多年草で、苦い健胃薬）をお茶のように服用すると効果的である。

症例　この虫にとりつかれたことで死んだ人の腹を開くと、この虫は大腸にピタッとへばりついていた。

悩みの虫（なやみのむし）

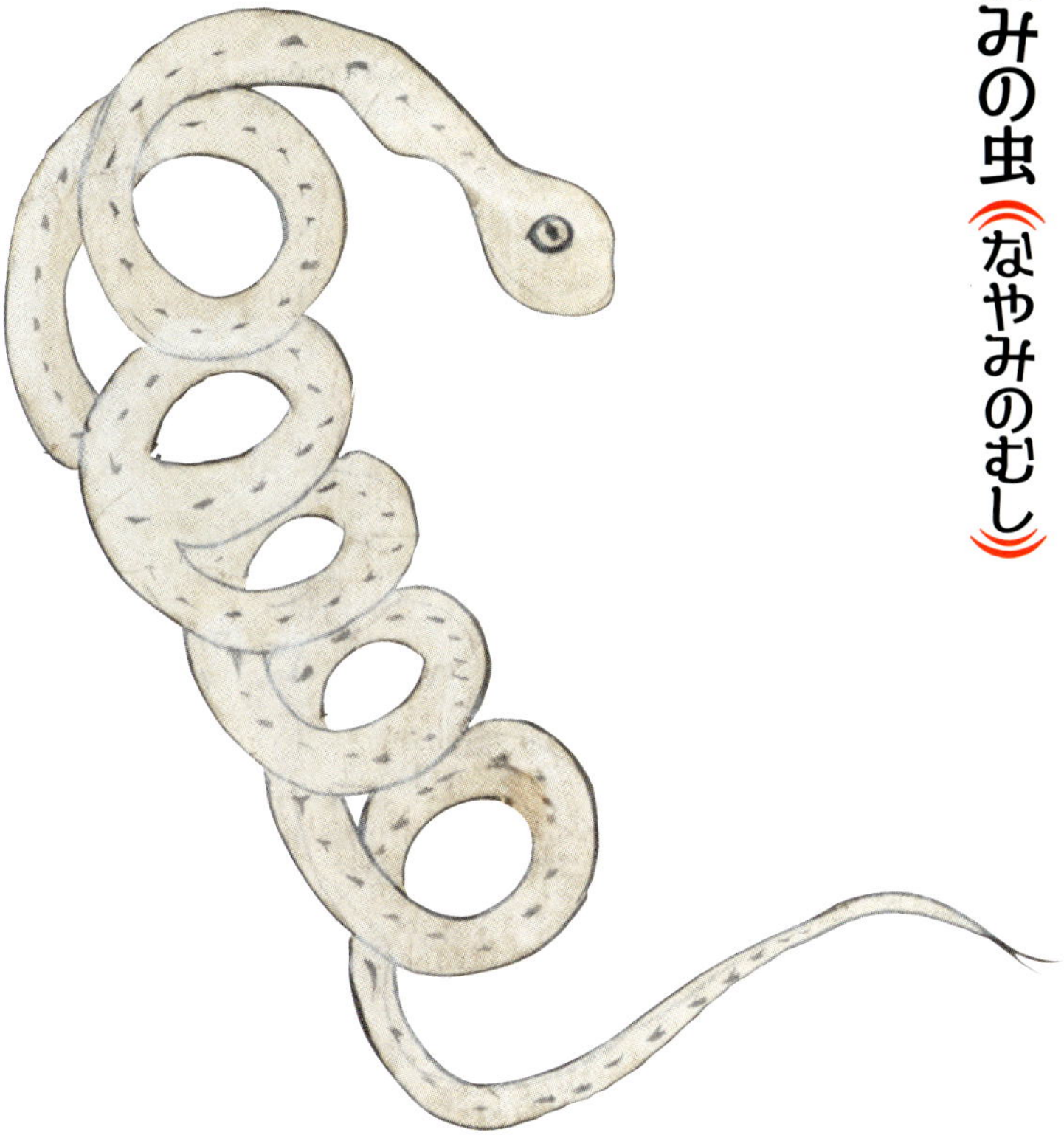

棲息域　肺。

特徴　バネのようにくねらせた真っ白な胴に、黒い点が等間隔に並んでいる。首をうなだれ、物憂《ものう》げな目をしている。

病状　虫の大好きなすっぱい物が欲しくてたまらず、しょっちゅう口にするようになる。ささいなことに憂い悲しみ、しまいには厭世感を覚える。

治療法　船底草《ふなばらそう》（ガガイモ科のカモメズル属）と木通《もくつう》（アケビ科の茎部）を服用すると平癒する。

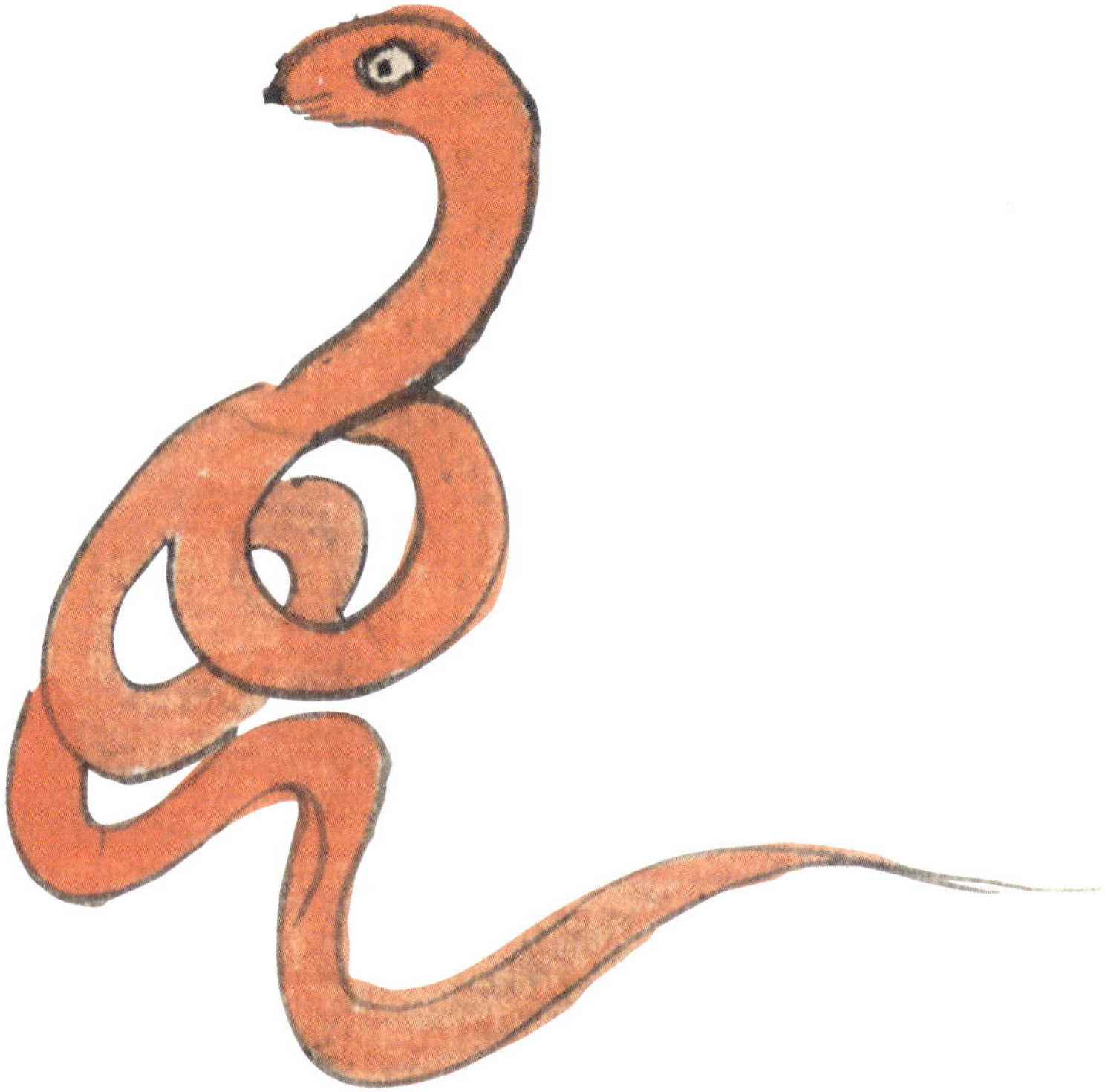

笠虫《かさむし》

棲息域　心臓および小腸と推定される。
特徴　赤一色で、塩気や味噌のとても薄味の物を好む。
病状　高熱を発する。
治療法　乾姜《かんきょう》（ショウガの乾燥した根茎）と胡椒《こしょう》（コショウの果実）が効果的である。

欠伸の虫《あくびのむし》

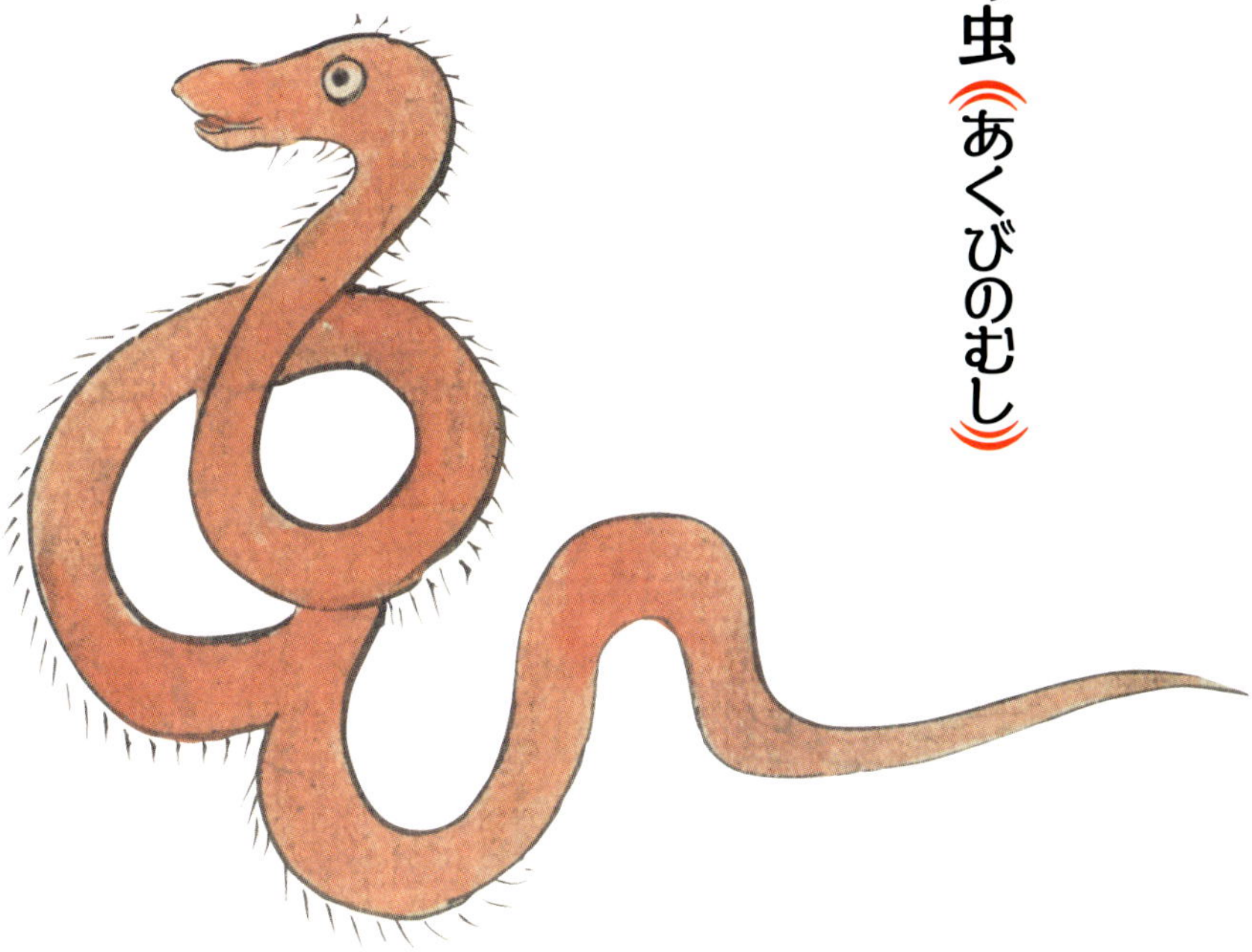

棲息域　心臓。
特徴　蛇のような真っ赤な胴に毛がはえ、口はあくびの格好をしている。
病状　虫が心臓に侵入すると、とりつかれた人は大あくびをする。そして、心臓の血流が乱されると睡魔に襲われる。
治療法　勝木《かちのき》（白膠木耳五倍子《ぬるでのみみふし》のこと。ウルシ科ヌルデの葉にアブラムシが産卵してできた虫癭《ちゅうえい》）を煎じて呑むと消滅する。

棲息域　肝臓。

特徴　ギョロ目で、青い胴に黒い斑点がある。この虫にとりつかれた人の髪の毛を抜き落とし、それを飲みこんで餌とする。

病状　まず視界が狭くなり、目の前が暗くなるやいなや、息が出来なくなって気絶し、まるで死んだかのようになる。

治療法　五香《ごこう》（牛至《ぎゅうし》の別名。シソ科ハナハッカの全草）で平癒する。

気絶の肝虫（きぜつのかんむし）

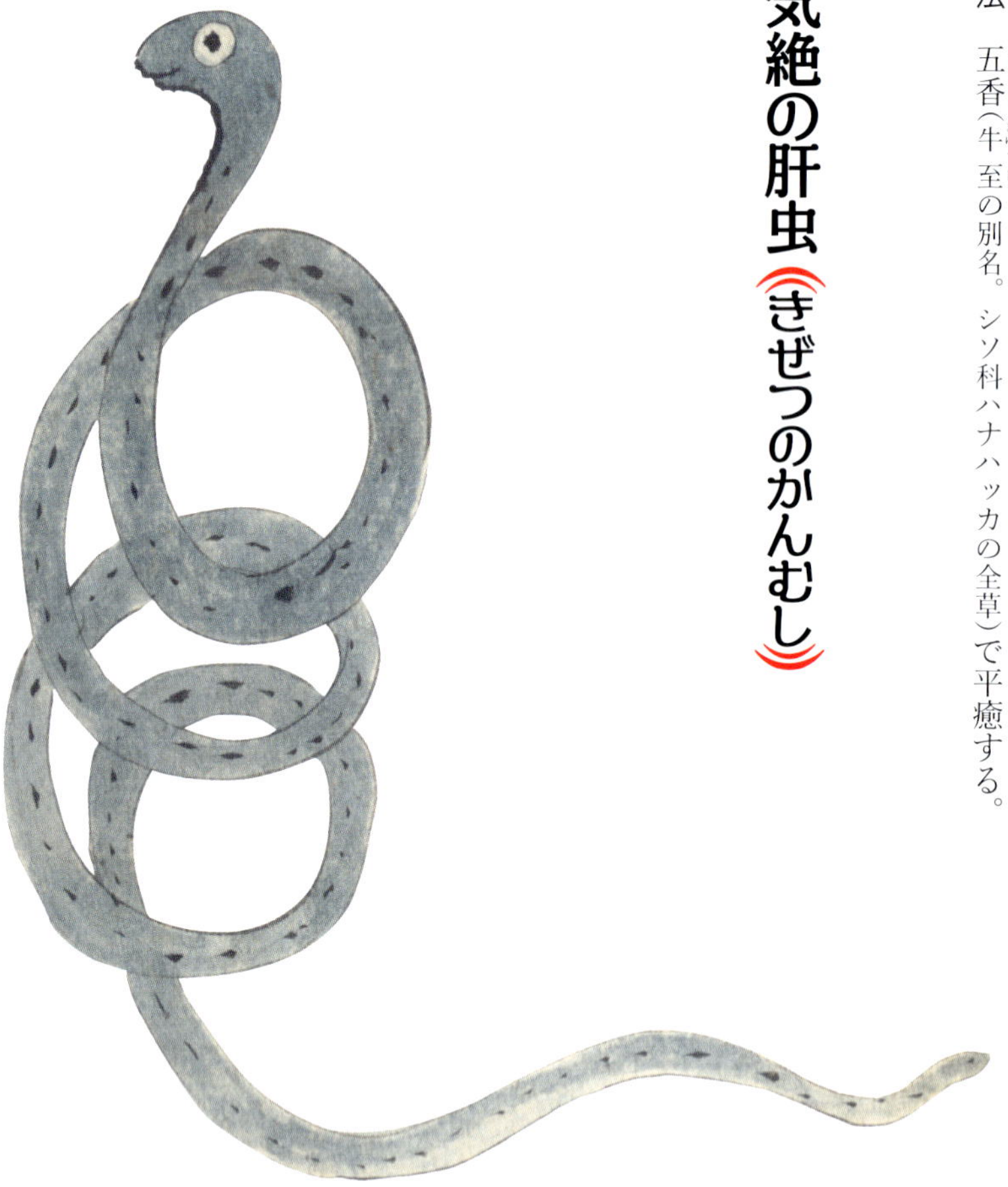

頓死の肝虫
（とんしのかんむし）

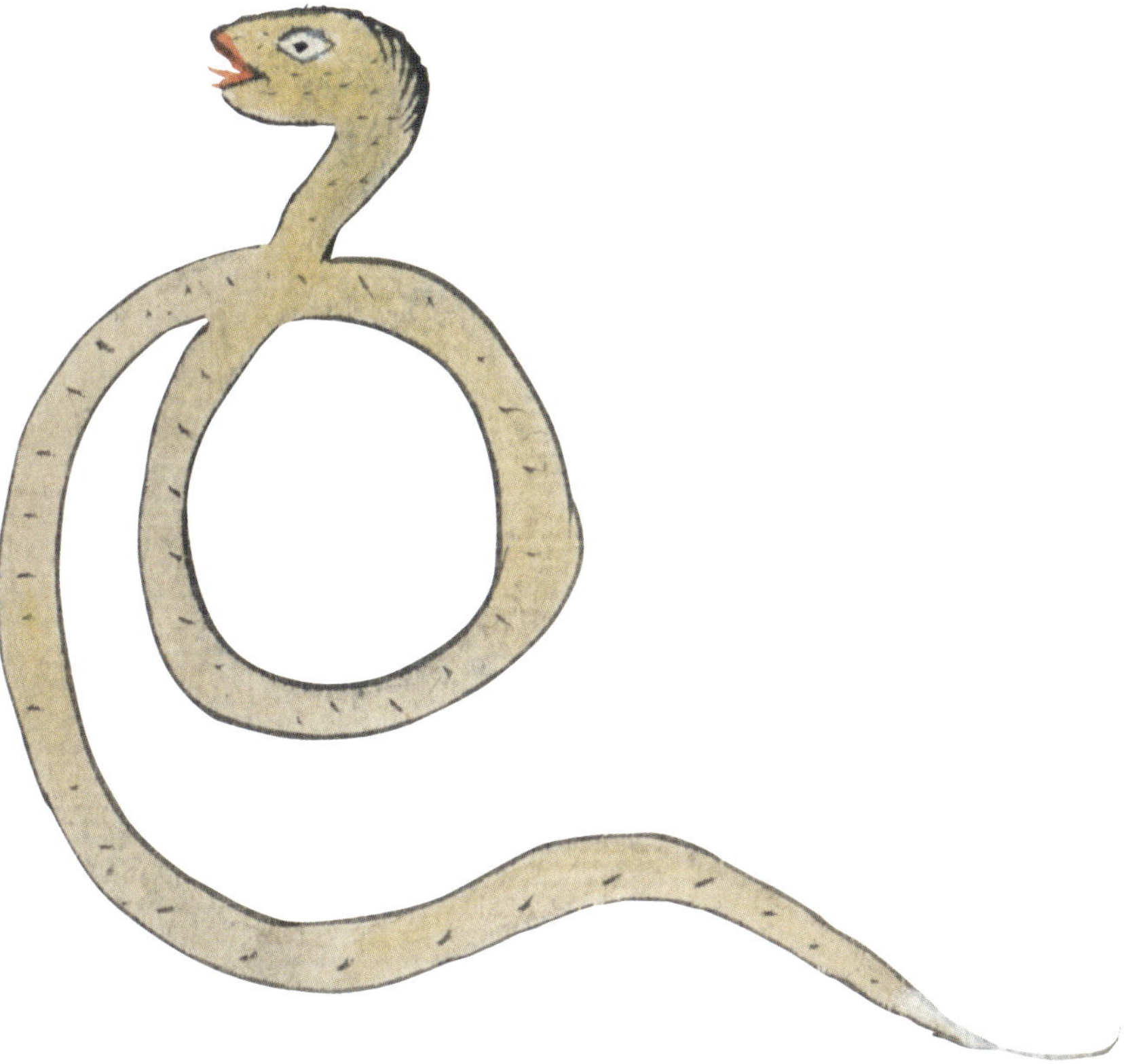

棲息域　肝臓。
特徴　頭は扁平でてっぺんは黒く、口は赤くて舌を出す。黄色い胴には黒い斑点があり、しっぽは白い糸を引いている。
病状　肝臓に噛みつかれると、とりつかれた人は突然死する。
治療法　木香《もっこう》（キク科モッコウの根）で消滅する。

風邪の虫（かぜのむし）

棲息域　肝臓と脾臓。

特徴　男女のちぎりを交わし、体がほてってのどが渇き、欲しいだけ水を飲む。そのために風邪を引いた時などに出現する。頭が青く、胴は黄色い。青は肝臓の色、黄は脾臓の色である。

病状　こらえしょうのないこの虫に犯された人は、虫の欲望に支配され肉にかぶりつく。あまりに好色な人は、肉を食べ過ぎて肌が黄ばんでくる。それは、虫の胴の色とも関係する。

治療法　人参（朝鮮ニンジン）・甘草《かんぞう》（マメ科カンゾウの茎と根）が効果的である。

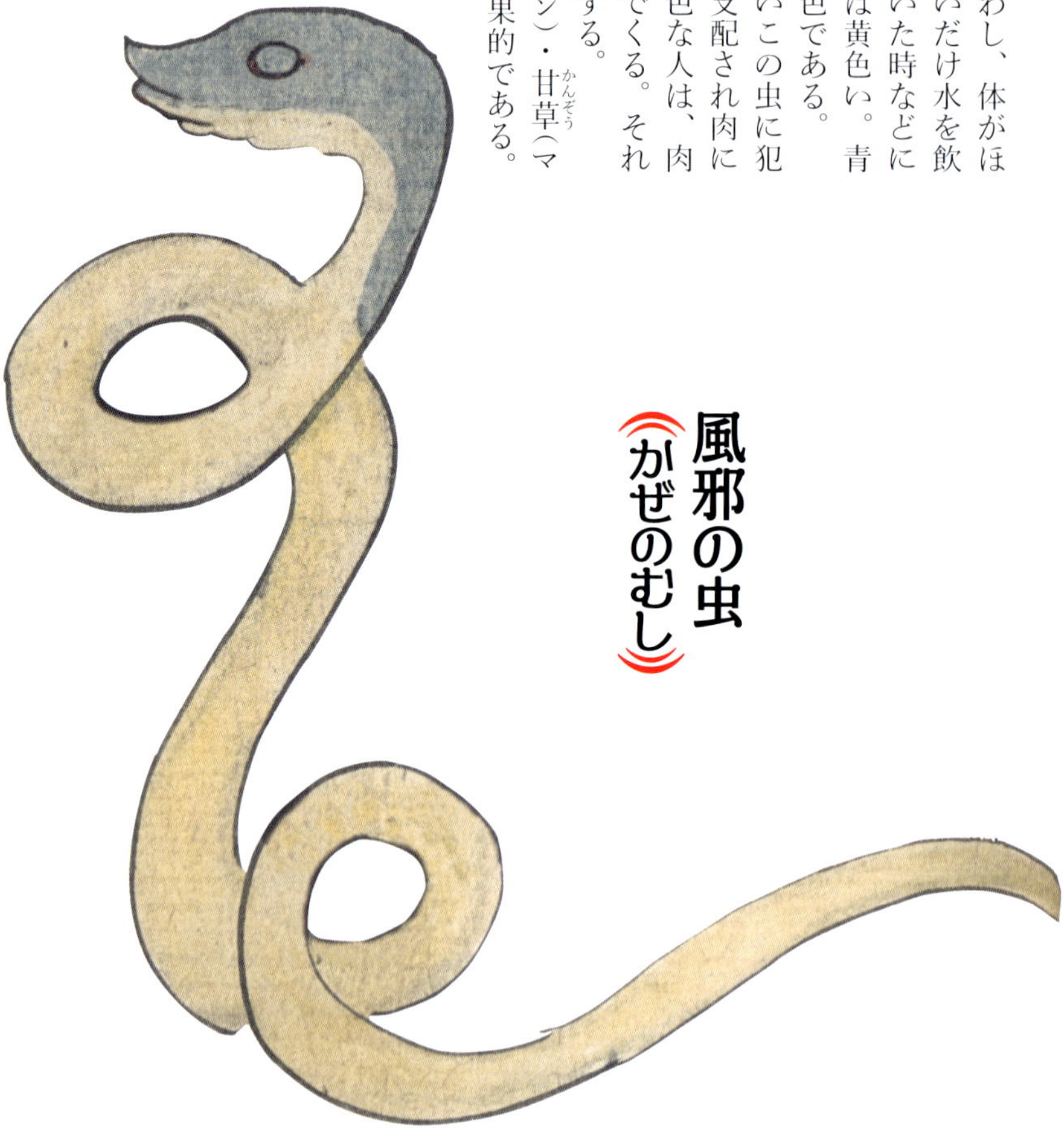

昼寝の虫《ひるねのむし》

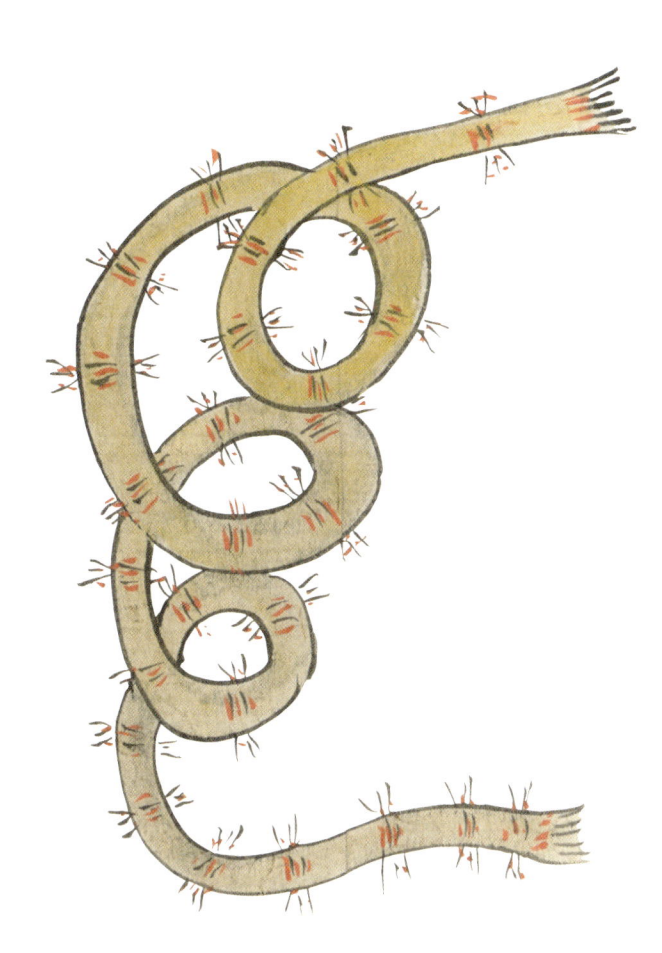

棲息域　食道から胃袋の間と推定される。
特徴　つる草のようで、ムカデに似ている。どちらが頭でどちらがしっぽか、両はしが同じ形ではっきりしない。
病状　食事がノドを通らなくなり、昼寝ばかりするようになったら、この虫にとりつかれた兆《きざ》しである。
この虫にとりつかれた人は、最後には必ず死んでしまう。
治療法　木香《もっこう》（キク科モッコウの根）と藿香《かくこう》（シソ科パチョリの全草）で平癒する。

噛寸白（かみすばく）

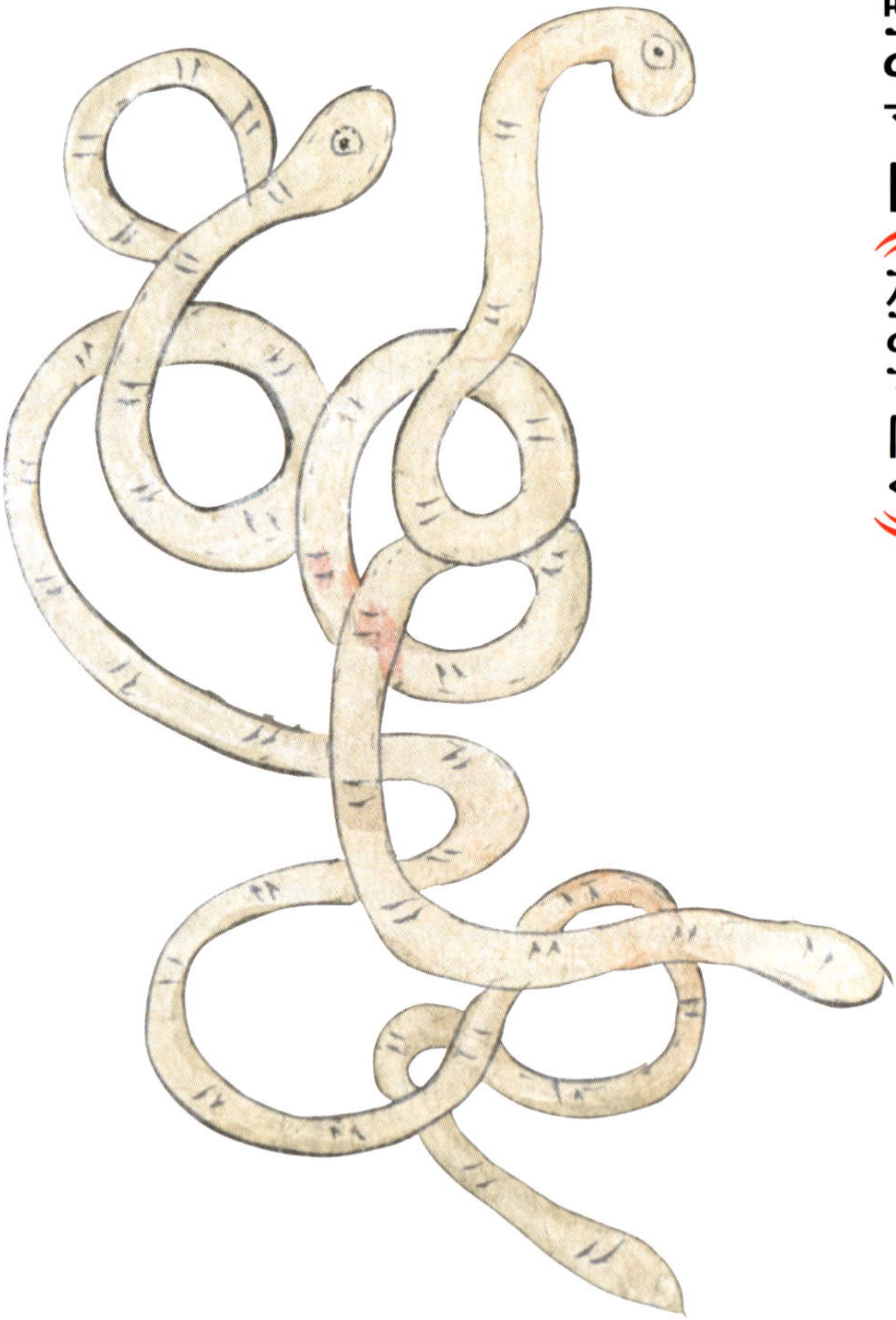

棲息域　肝臓の後ろ側。

特徴　たいへん凶悪な虫である。白い蛇のような胴で、節目ごとに口があり、この虫にとりつかれた人の体内を噛みつく。

病状　あちこち同時に噛まれたら、腹に激痛が起こると推定される。

治療法　薬は効かず、ソバ粉に葦毛馬《あしげうま》（白い毛に黒やこげ茶の差し毛のある馬）のしっぽの毛をとても細かく刻んだものを混ぜ、上等な酒で練って食べると虫は消滅する。

原理　切り刻まれた長い尾の毛に込められた残留思念が、節目の多い虫の胴体をバラバラにしてしまう呪術療法である。

鳴き寸白（なきすばく）

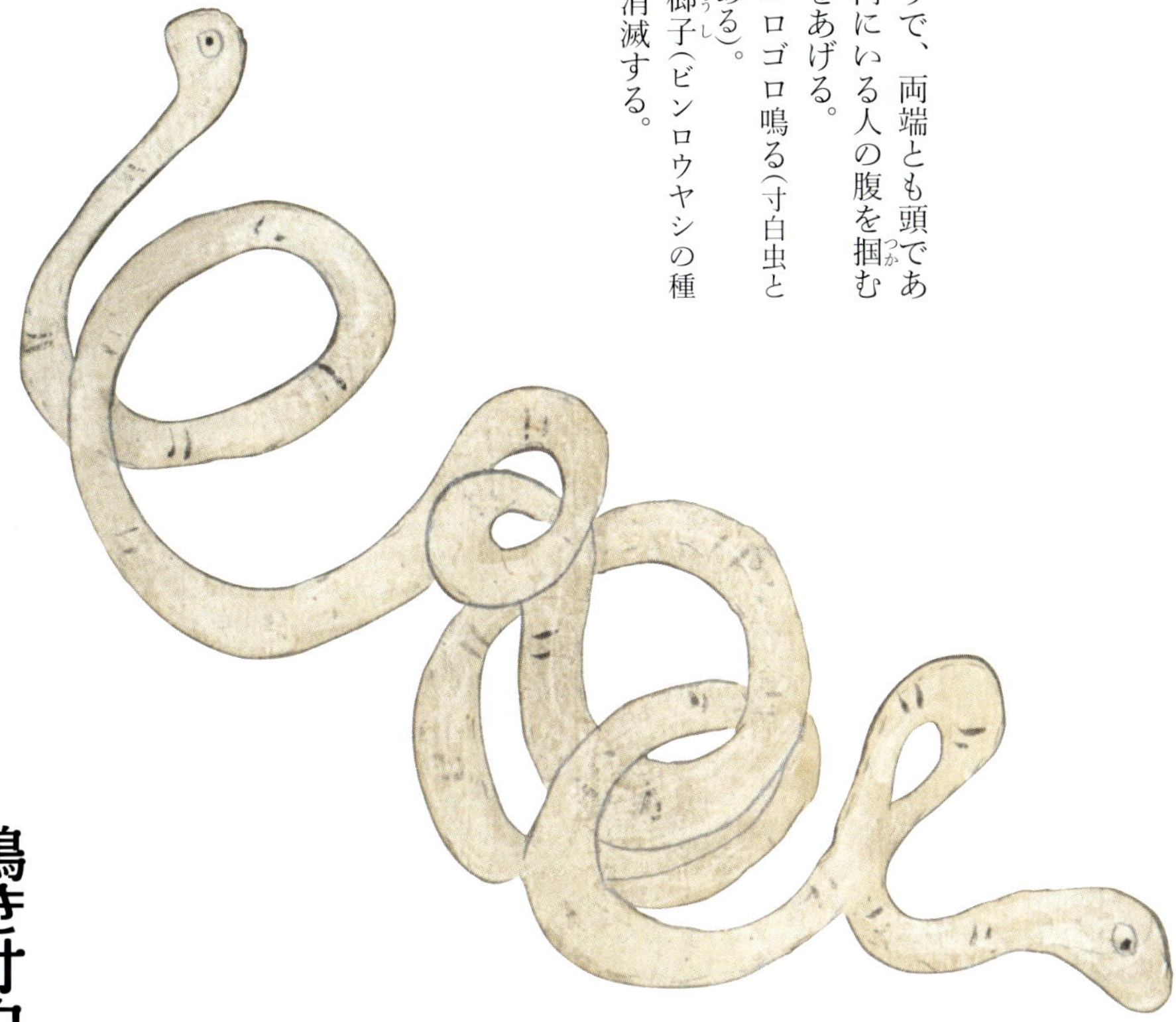

棲息域　腹部。

特徴　白蛇のようで、両端とも頭である。この虫が体内にいる人の腹を掴《つか》むと、虫が鳴き声をあげる。

病状　おなかがゴロゴロ鳴る（寸白虫とちがい温厚な虫である）。

治療法　韮《にら》と梹榔子《びんろうし》（ビンロウヤシの種子）を呑むとみな消滅する。

汗の虫《あせのむし》

棲息域　男女の心臓と推定される。

特徴　二匹の蛇のような虫が絡み合っている。黄色いのと黒いのとで一対である。

病状　この虫にとりつかれた男女がイチャイチャして体温が急に上がると、汗が止めどなく流れ出てくる。

経過　とりつかれた男女が平静になり、平熱に戻ると、この虫は鎮《しず》まって自然と汗が止まる。

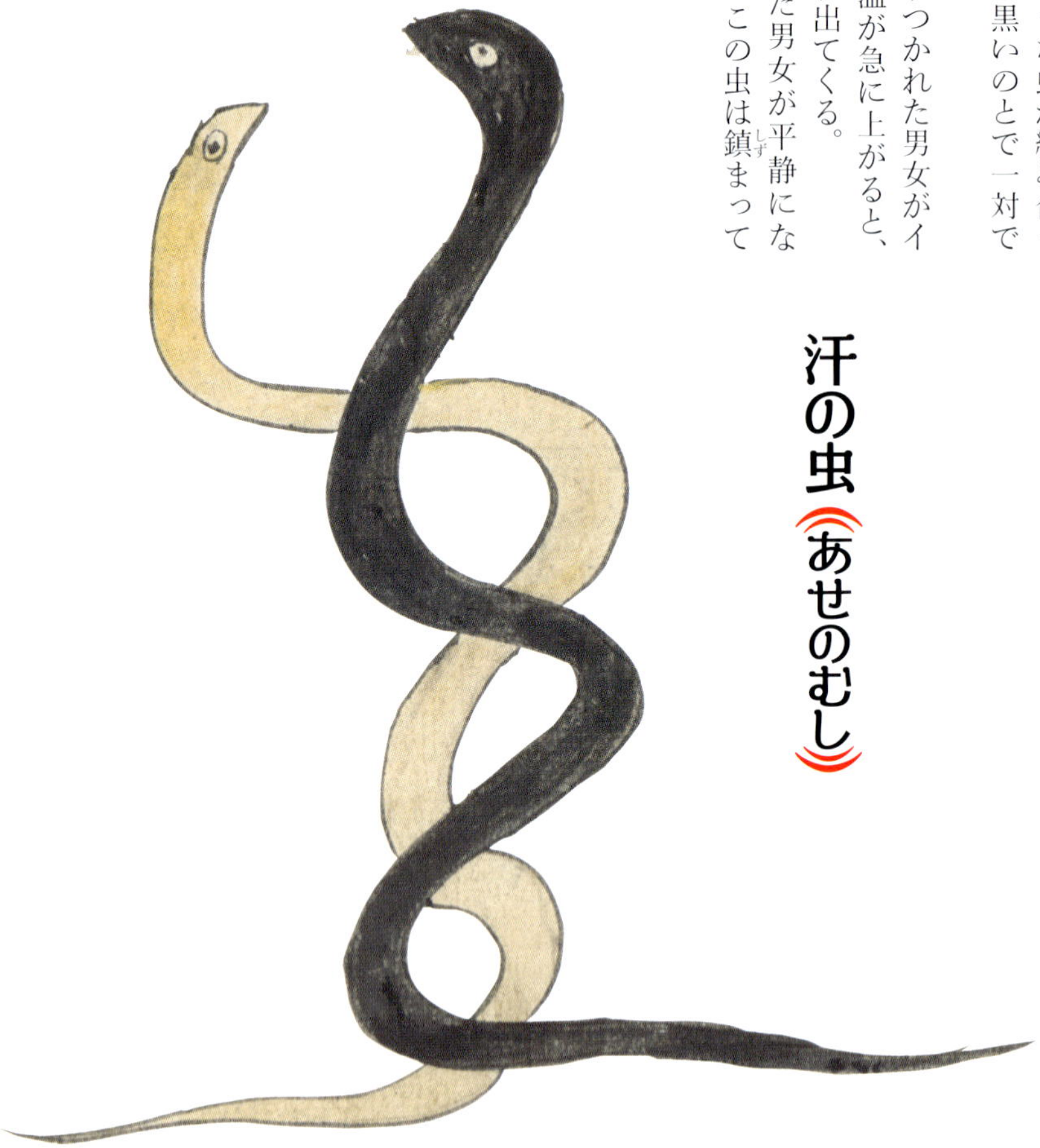

蛔虫《かんむし》

棲息域　心臓から肝臓へ移動する。
特徴　頭が二つで尾が一つ、背は赤く腹は黄色い。
病状　この虫にとりつかれた人はお湯をガブ飲みするようになる。肝臓に巻きつかれると、ややもすれば意識が遠のいてしまう。
治療法　地黄《じおう》（ゴマノハグサ科の根）を内服すれば、たちまち平癒する。

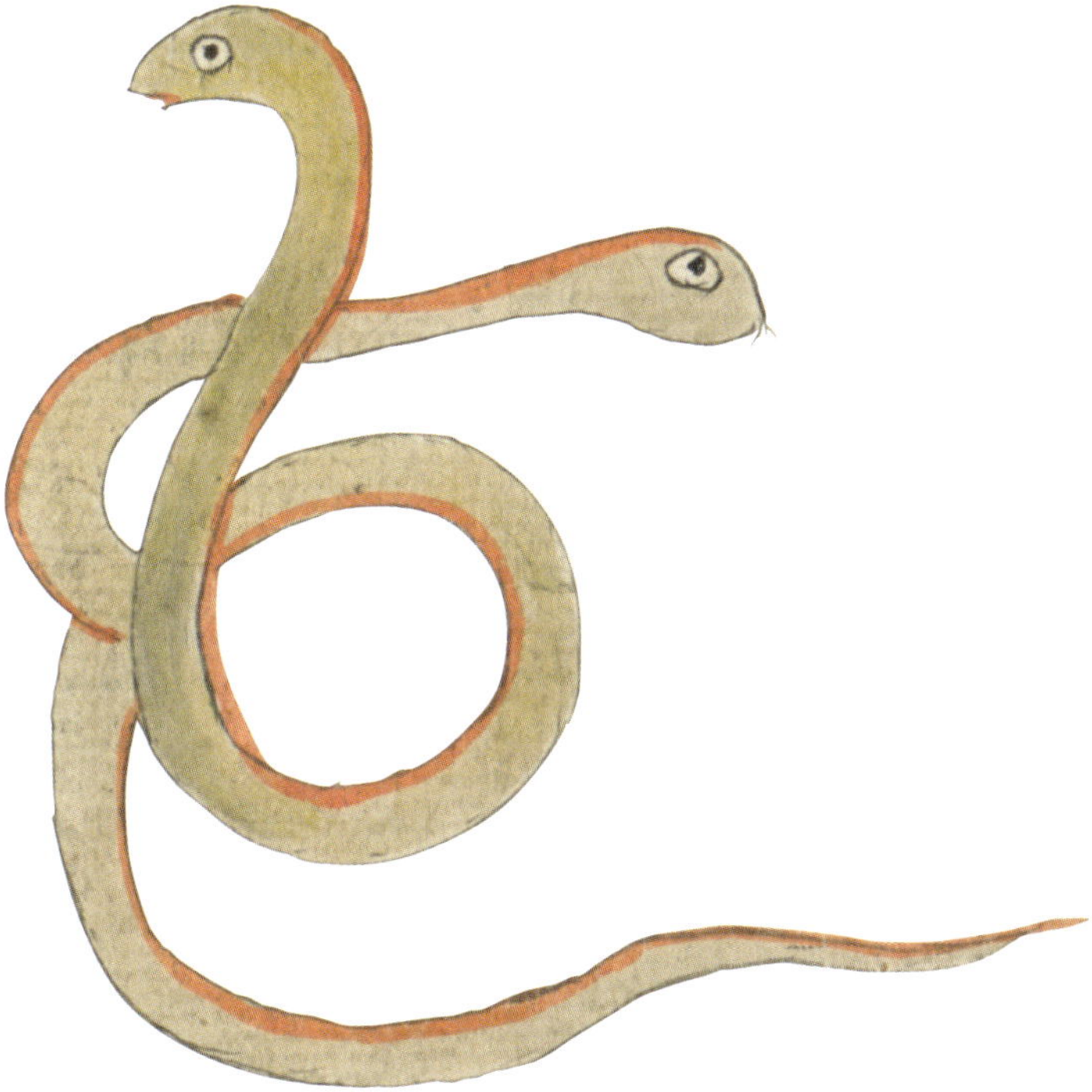

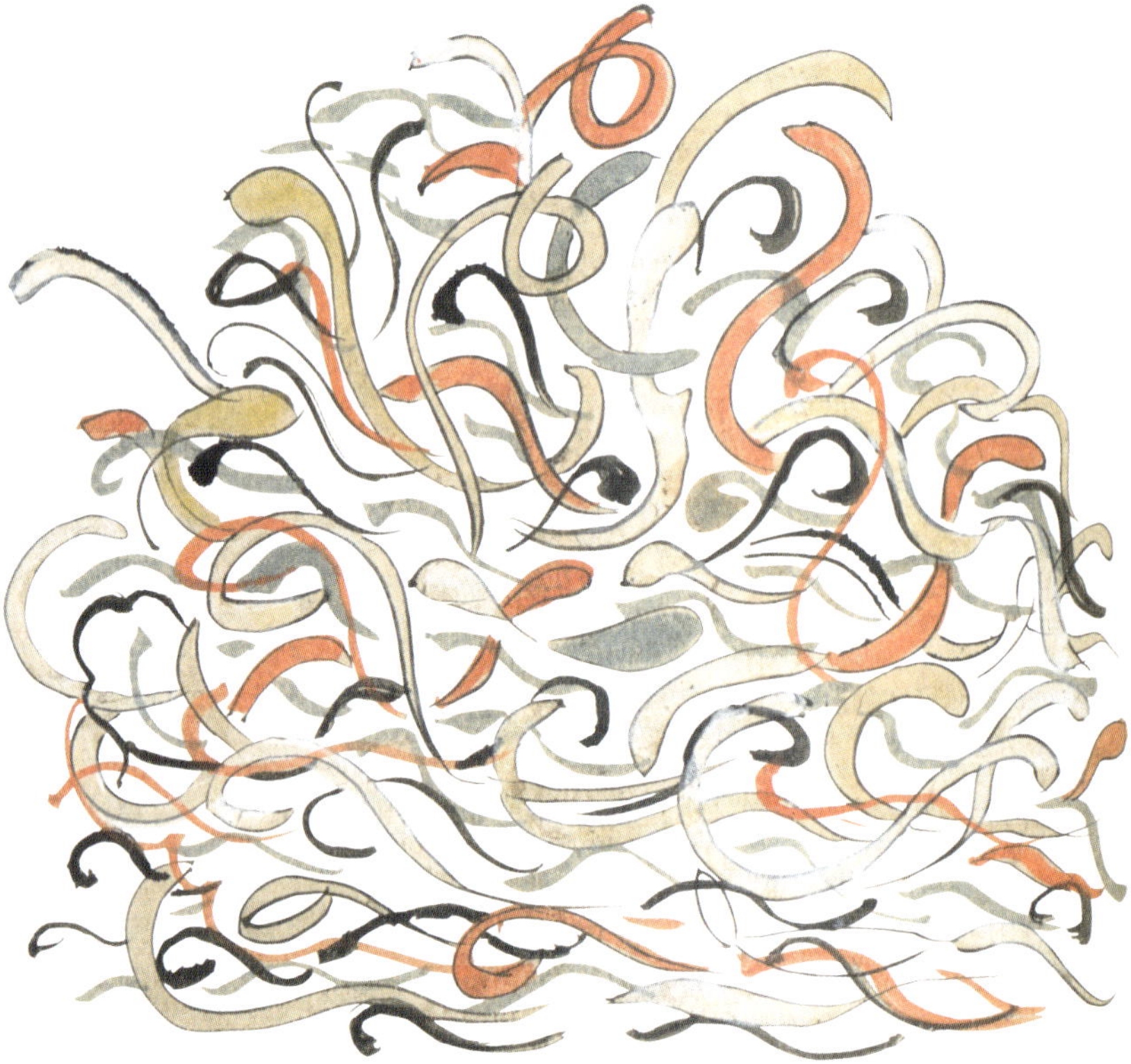

九虫《きゅうちゅう》

棲息域　腹部。
特徴　五色（赤・青・黄・白・黒）の虫がいて、腹の中に密生する。九虫の群れの中から、腹の中から、凶悪な虫どもが次から次へと誕生してくる。

顔面型・岩石型

脾の聚（ひのじゅ）

棲息域　脾臓。

特徴　どっしりとした岩石のような格好で、やたらと口がでかい。

病状　屋外でリラックスしていたり、大勢の集まる場所で人に酔ったりすると、この虫は突如として出現する。ゴツゴツしたこの虫が暴れて、体内をゴロゴロ転げ回ると、硬い岩石の上に墜落したようになる（不定型の虫が体内をゴロゴロ転がると、不意に足元がグラつき、スッテンコロリンと転倒して全身を強打する）。

治療法　鍼術《しんじゅつ》のコツは口づてに教える。とくに、立派な岩石ばかりの枯山《かれさん》水《すい》の庭園だと、虫は仲間に会えた嬉しさで大はしゃぎするので、あらかじめ脾臓を丈夫にする処置をしておく。ひどくゴツゴツした虫は治しにくい。

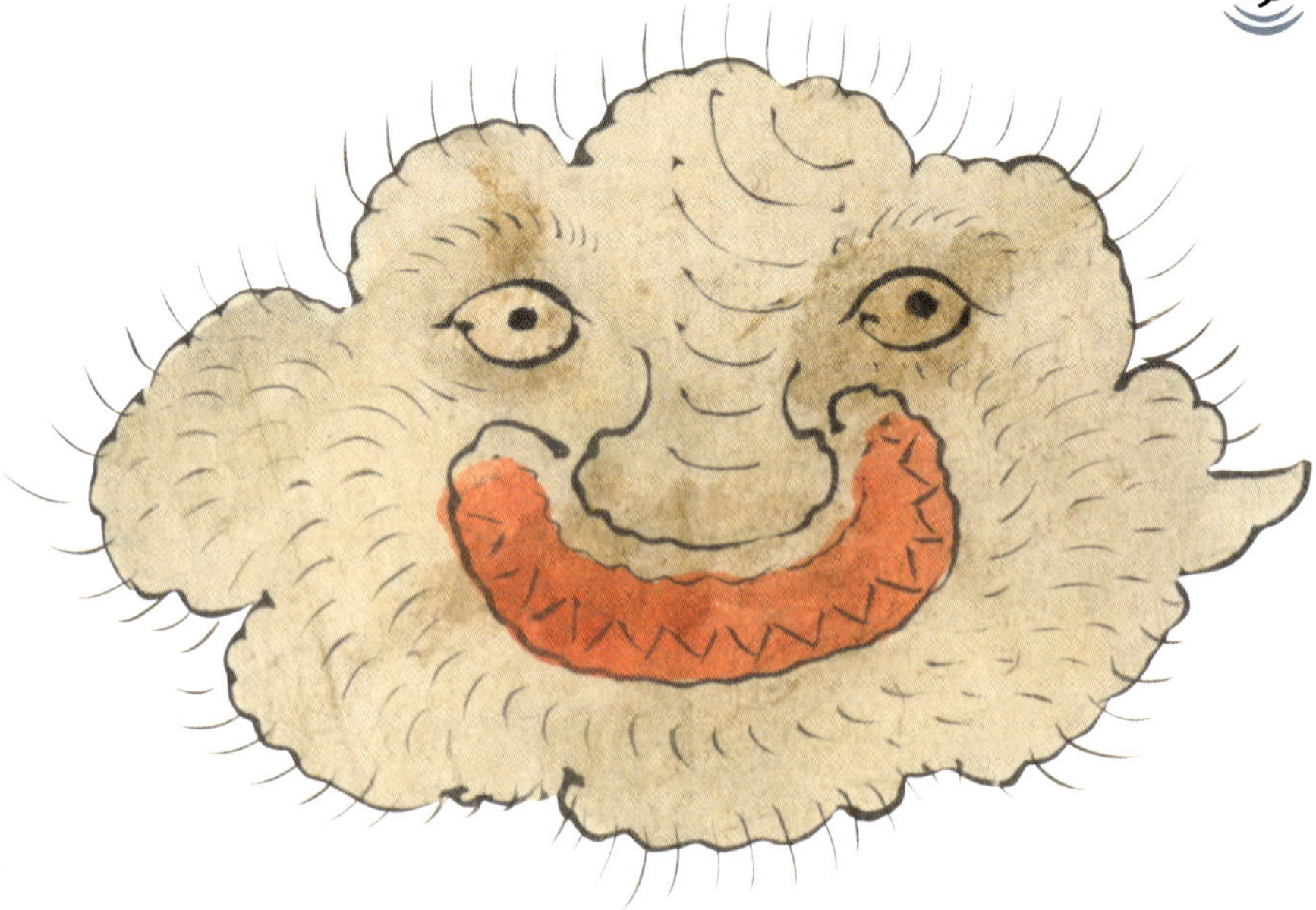

棲息域　肺。右の脇腹に生まれて胸先へと移動する。

特徴　右向きの小さいやつが幼虫で、正面の大きなやつが成虫、肺をおおい尽くした段階で積と呼ばれるようになる。肺は五臓のいちばん上にあって、華麗な蓋に喩《たと》えられるので、肺積も上のほう（胸先）にいすわる。肺は五行の「金」に属し、イメージカラーは白なので、肺積も白い。鼻は肺とつながっている通気口なので、肺積の鼻も大きく嗅覚がするどい。

病状　この虫にとりつかれた人は肌が色白になり、いいにおいでもいやなにおいでも、きついにおいは嫌がるくせに、ナマぐさい悪臭だけは好む。また、辛い味が大好物になる。性格は悲観的となり、いつもクヨクヨしている。ようするに、雲のような肺積におおい尽くされると、こころはどんよりした曇り空のようにすっきり晴れなくなってしまう。やがて、雨が降るように涙があふれ、ささいなことでもメソメソするようになってしまうのである。

治療法　鍼術《しんじゅつ》は、チクチク痛まないように、この上なく柔軟に浅く刺すのがコツである。さもないと、ちょっとした痛みにも耐えかねて泣き出してしまう。

肺積《はいしゃく》

別名　息賁　そくほん

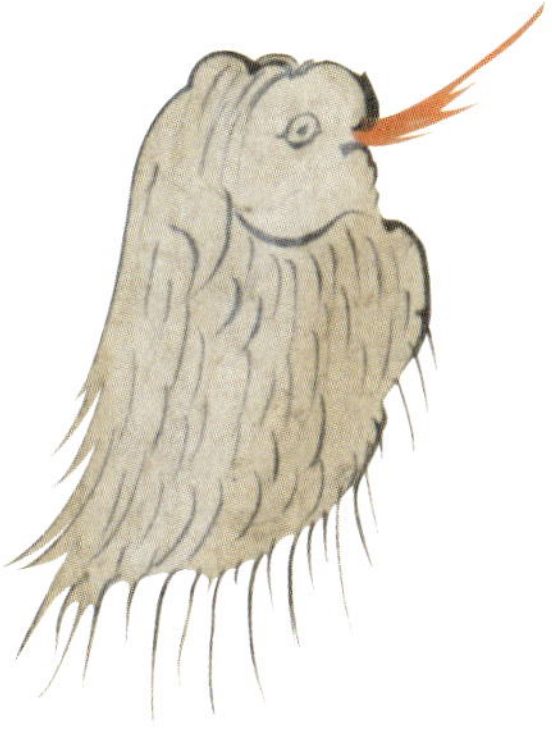

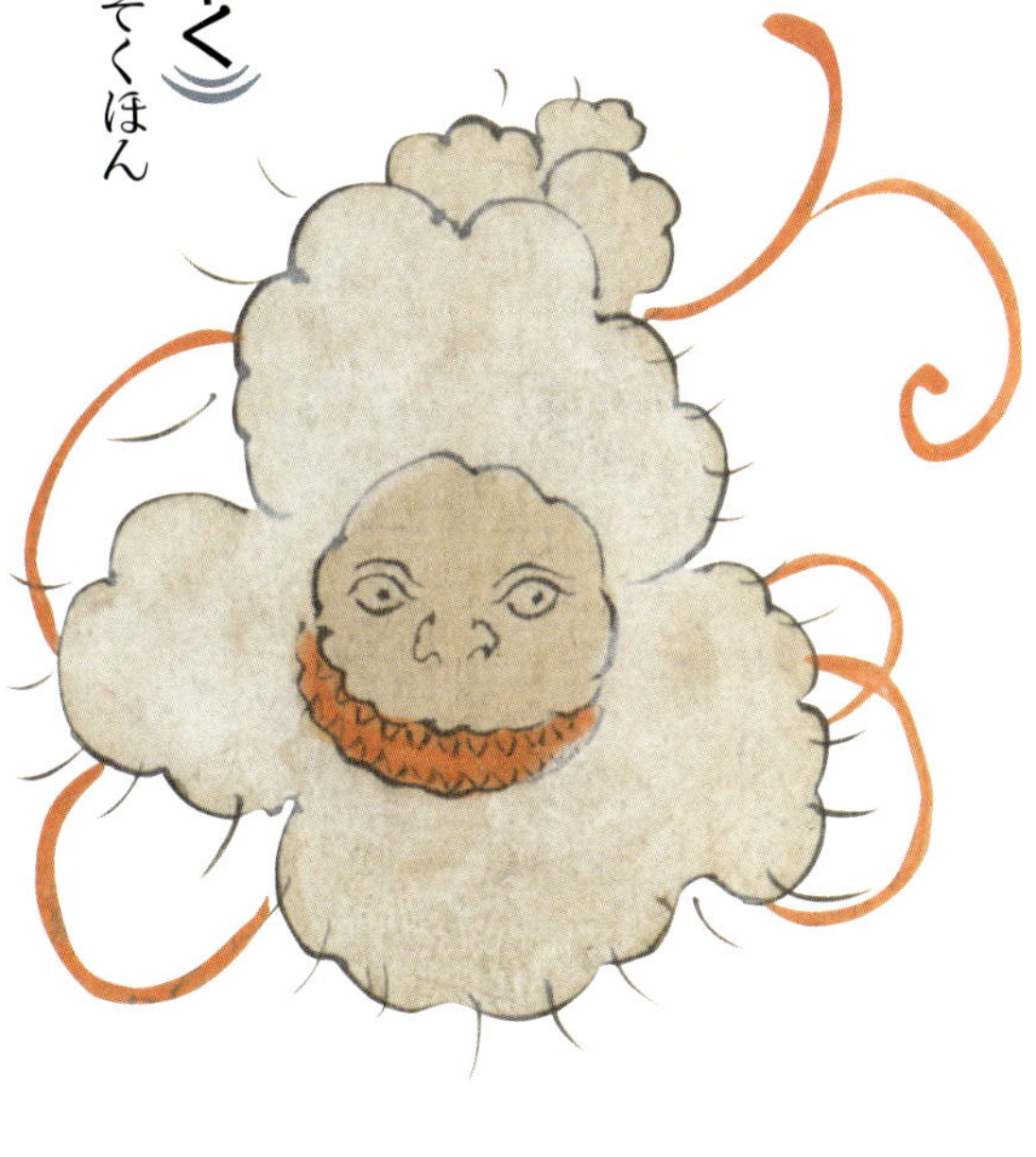

肝積((かんしゃく))

別名 肥気 ひき

棲息域　肝臓。左の脇腹に生まれて、胸の両角（大胸筋のあたり）にガンガン頭突きをしながら攻め登ってくる。

特徴　女性の乳のような形（顔が乳頭、体が乳房）をしていて、二本の長いヒゲを生やしている。腹の左側は、方位では東、五行では「木」に属し、イメージカラーは青である（ただし、図では顔と腹は赤、背は黄色に塗られている）。

病状　この虫にとりつかれた人は、怒りで顔が青ざめ、すぐに人をどなりつける。すっぱい味を好み、アブラ臭いものを嫌がる。

治療法　鍼《はり》は、まず左脇腹にある積の本体に刺し、そのあと背骨（第九胸椎）を刺す。虚証（患者の体力が不足しているので、虫の勢力も弱い）には補法（ゆっくり刺し、鍼をしばらく抜かずにそのままにしたあと、すばやく鍼を抜き、鍼跡をよくもむ）を、実証（患者の体力が充実しているので、虫の勢力も強い）には瀉法（すばやく鍼を刺してはげしく動かし、ゆっくり鍼を抜き、鍼跡はもまない）をほどこす。

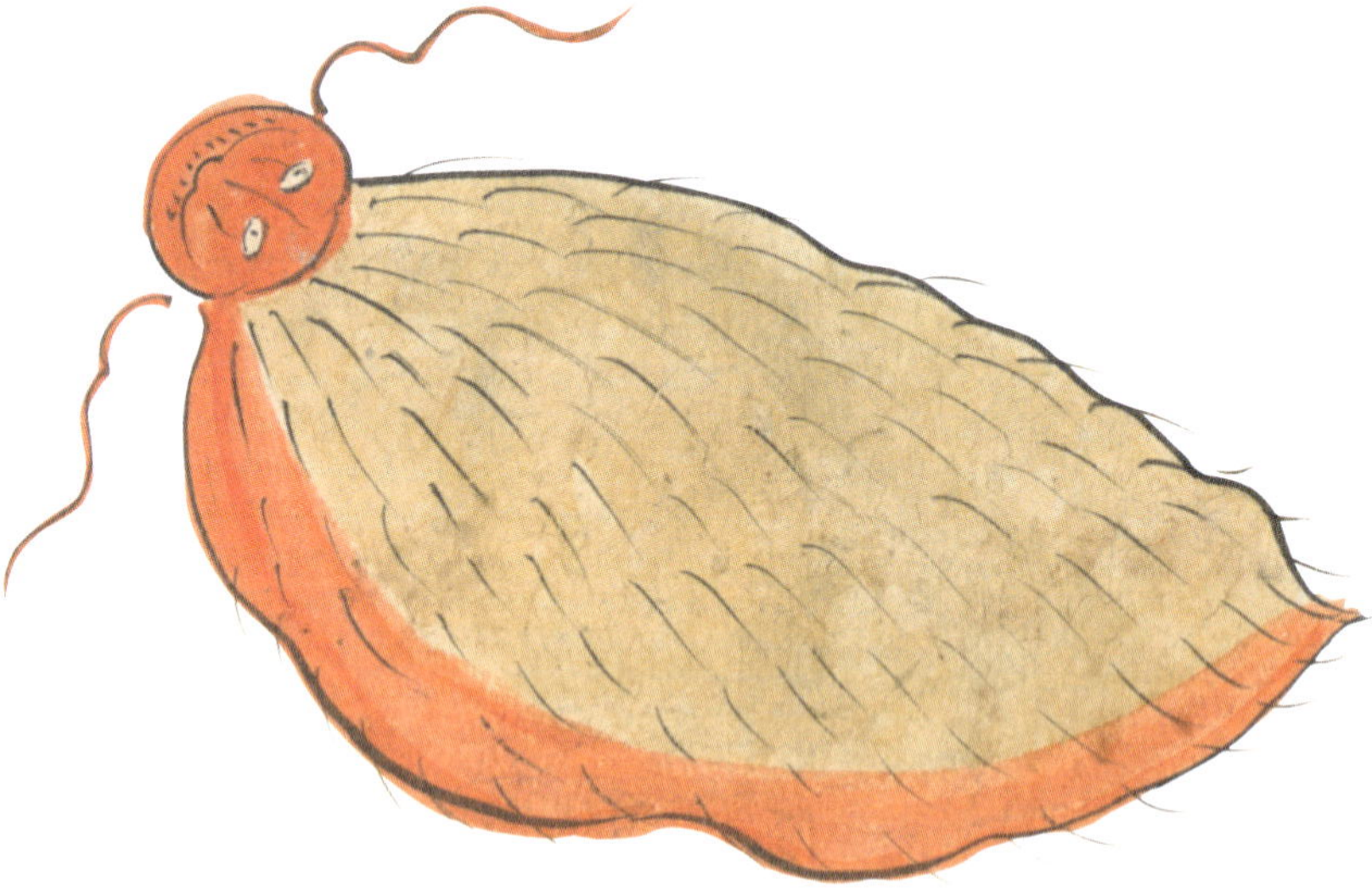

心積（しんしゃく）

別名　伏梁　ぶくりょう

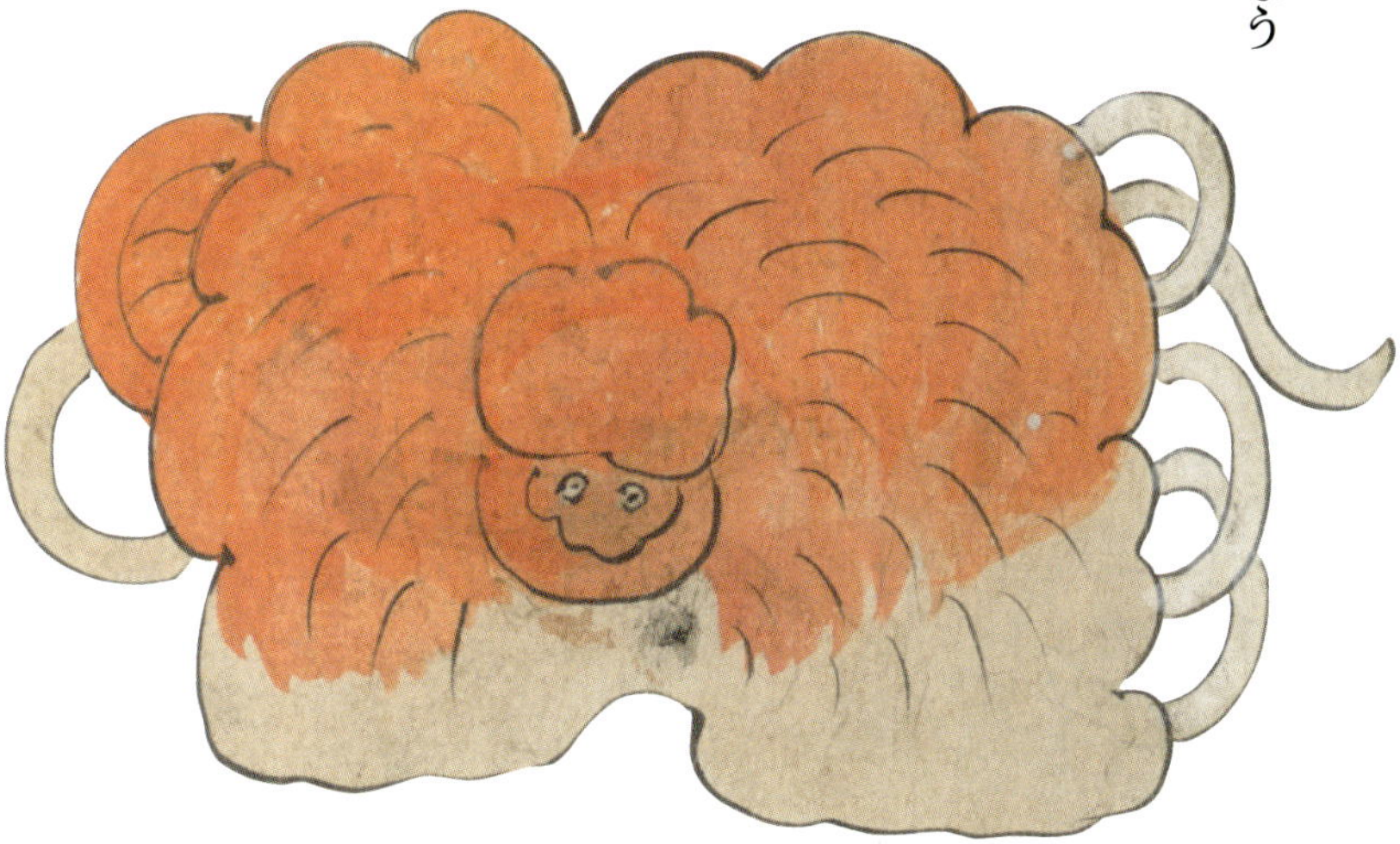

棲息域　ヘソの上から心臓にかけて。

特徴　胸および上腹部（ミゾオチ〜ヘソ）は人気《じんき》（心《こころ》、意識）のありかで、方位では南、五行では「火」、イメージカラーは赤である。したがって、心臓は真っ赤な血を作り出すのだが、この虫はそこで大きく成長する。

病状　この虫にとりつかれた人は、コゲくさいにおいと苦い味を好む。いつもヘラヘラと笑うようになったうえ、精神力も弱まり、両のほほが赤らむ。

治療法　鍼術《しんじゅつ》をほどこすにはコツがあり、口づてに教える。一気に成虫となったケースは治りにくい。

桂積《けいしゃく》

棲息域　腹部。

特徴　桂《かつら》（カツラ科の落葉高木で高さ約三十メートル。腐りにくく船や建築、器具に用いられる）が枝を延ばすように腹の中を這い回る。

病状　五臓六腑を巻き込んで機能不全にし、とりついた人の命を落とす。

治療法　野豆《のまめ》（マメ科ダイズ属の蔓性一年草の種子）でみな消滅する。

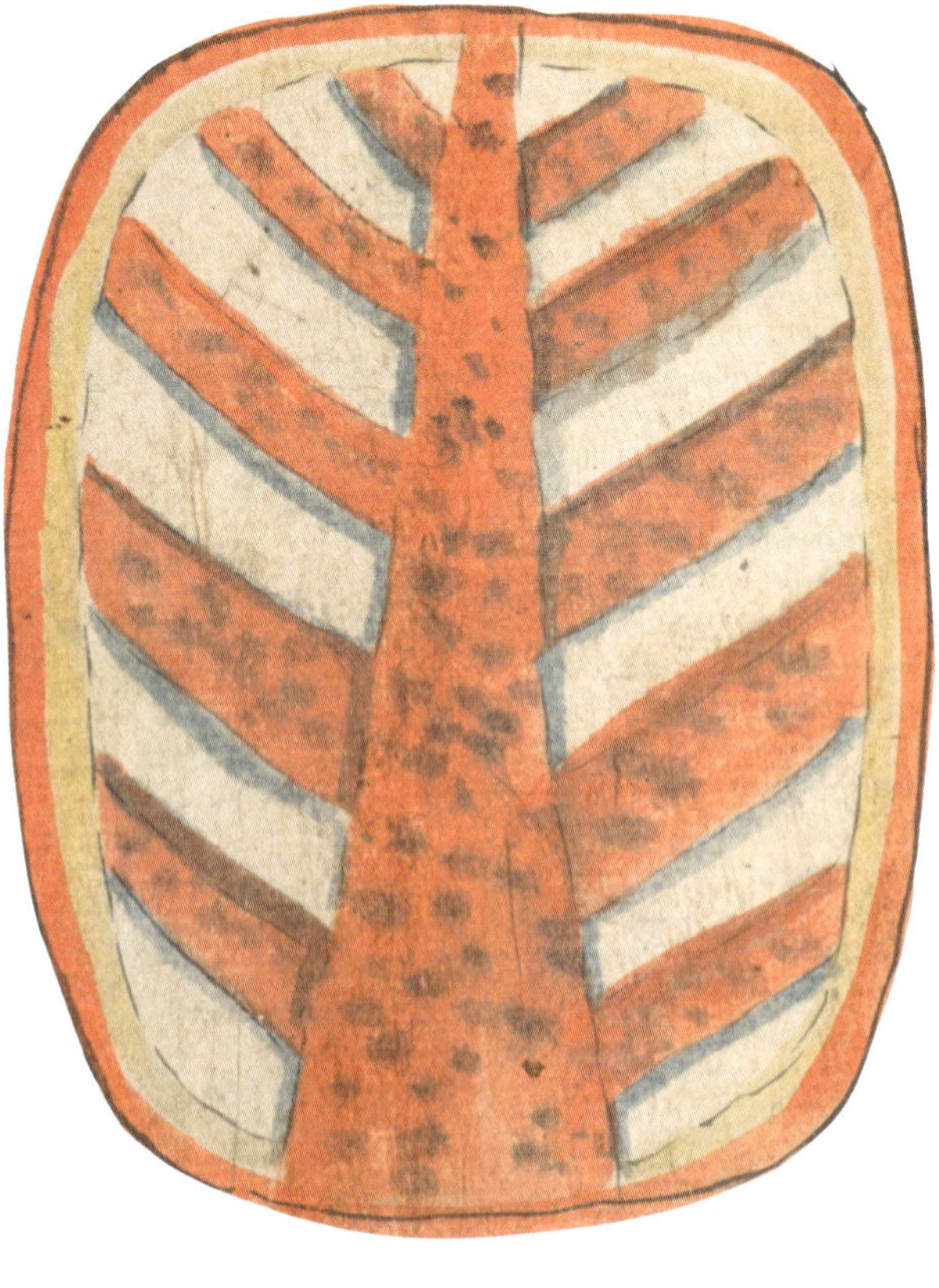

血塊《けっかい》

存在部位　腹部と推定される。

特徴　上層部が白く（図では青く塗られている）、とても堅固な血のかたまりである。内部には、粟の実に集《たか》るような小さい虫が四百匹ほどいる。仏典（南伝経典）では、虫を「戸虫」や「キミクラ」という。「戸」と「クラ」は家、「キミ」は虫の意で、家の中に多くの人が住むように、一戸虫はさらに多くの虫を含むという。

病状　内部の虫が、さまざまな病気を起こすと推定される。

治療法　薫陸香《くんりくこう》（乳香の別名。カンラン科ニュウコウジュのゴム性樹脂）を煎じて服用し、血塊から粟粒状の虫を追い出す。体外に脱出してきた虫どもに煎じた汁をかけると、一目散に屋外へと逃げていく。

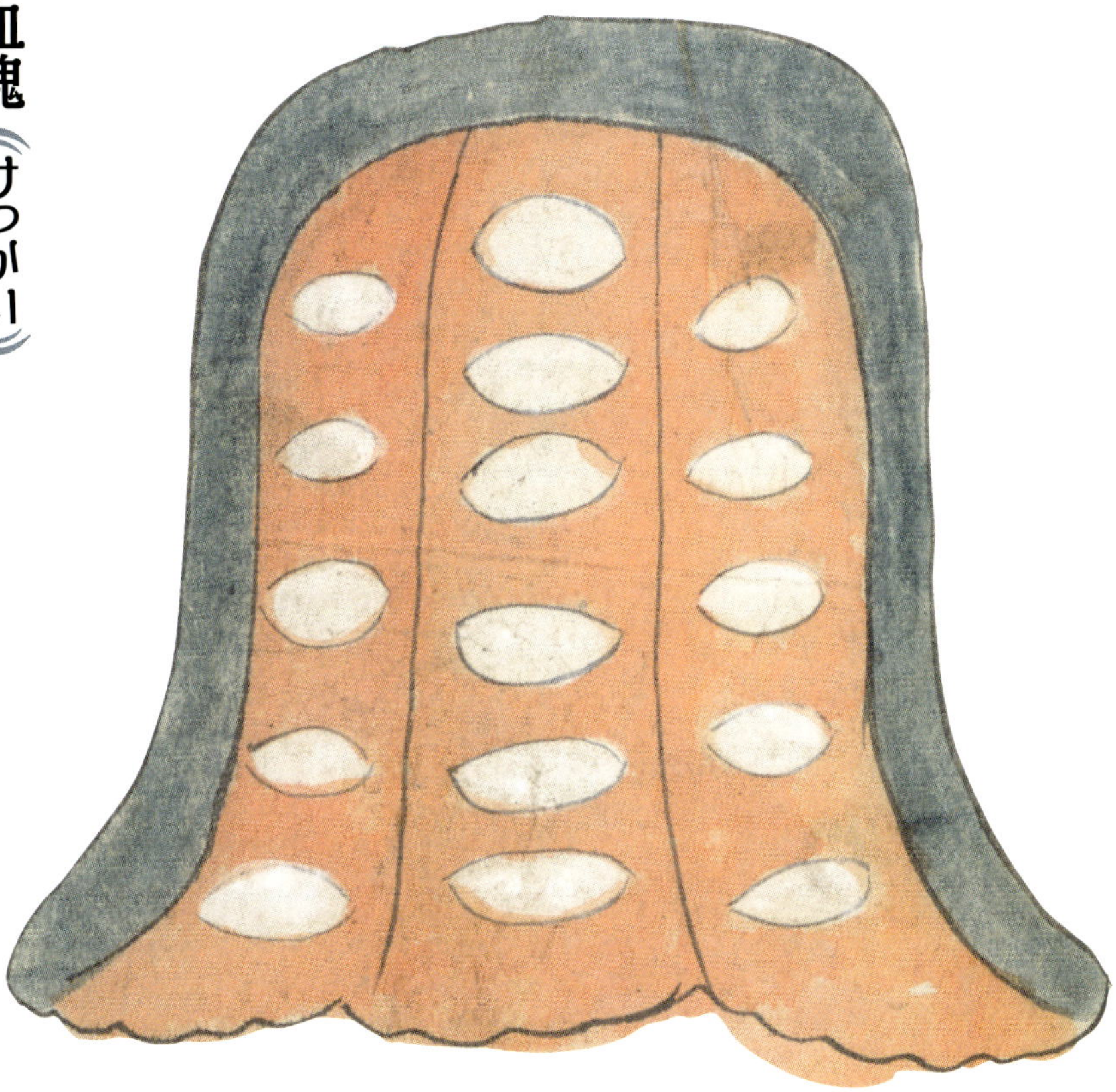

水腫
(すいしゅ)

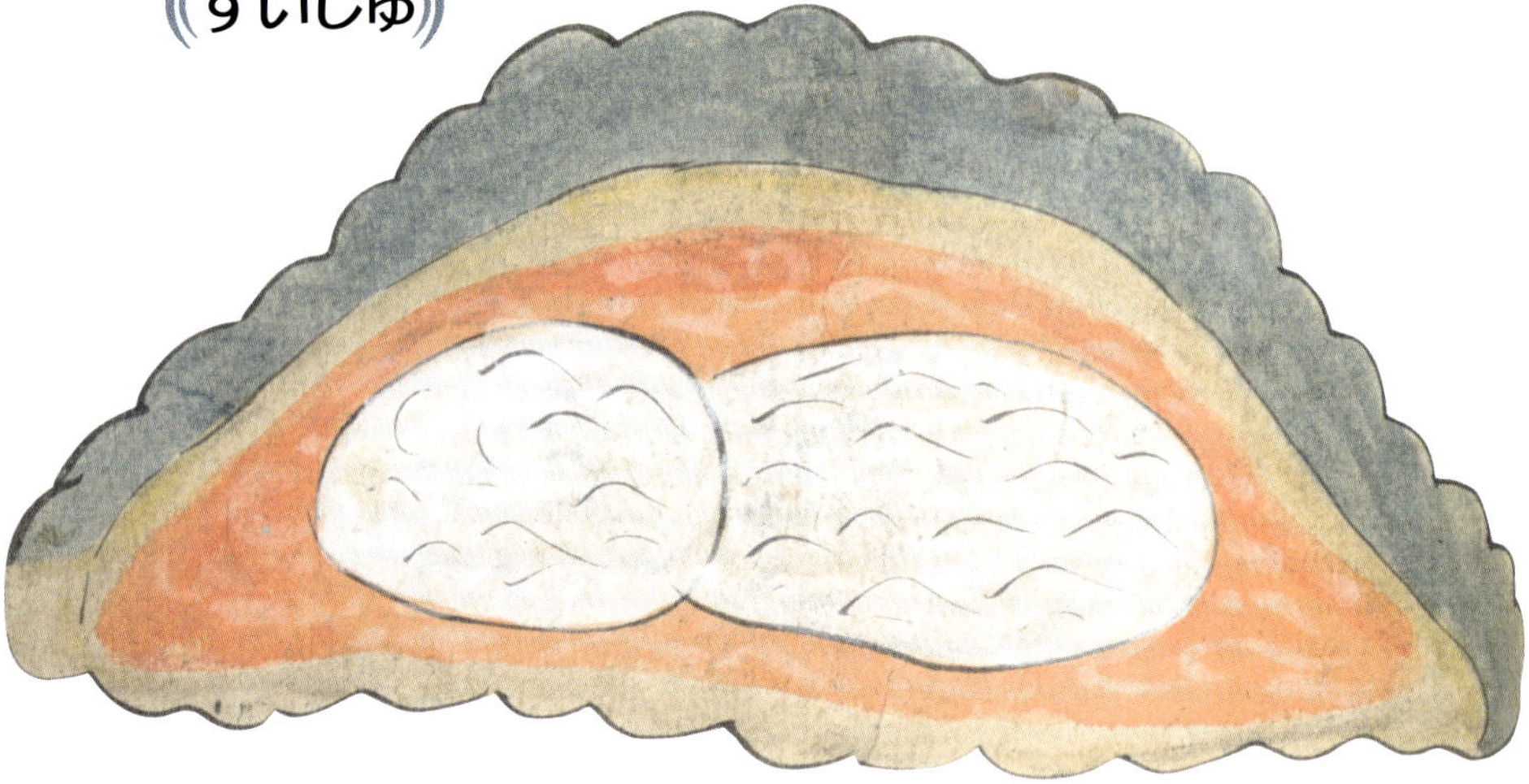

存在部位　腹部。

特徴　悪水（青＝水毒）と悪血（赤＝瘀《お》血）と悪食（黄＝食毒）が合体して、水腫（白）を形成する。

病状　食欲が日に日に減退し、骨と皮だけになってしまい、腹がふくれて死んでしまう。

治療法　早急に養生しなければならない。白朮《びゃくじゅつ》（キク科のオケラの根茎）・茯苓《ぶくりょう》（サルノコシカケ科の菌茎）・陳皮《ちんぴ》（ミカン科ポンカンの熟した皮）・桂心《けいしん》（クスノキ科ホンニクケイの樹皮から周皮を除去したもの）が効果的である。

尸虫（しちゅう）

釈名　「尸」は、ヒトが体を強直させて横たわった姿の象形文字で、「屍《しかばね》」すなわち死体の原字。この虫は、死を伝染する「伝尸病《でんしびょう》」の原因である。

棲息域　腹部の奥底と推定される。

特徴　卵型で台座のような足が二つあり、表は赤く、中は白い。腹部の奥底にこもって、時おり思い出したように動きだす。

病状　伝尸病（肺結核など不治の病）となる。

治療法　藜《あかざ》（畑地に自生する一年草で、シュウ酸を含む）を食べるとみな消滅する。

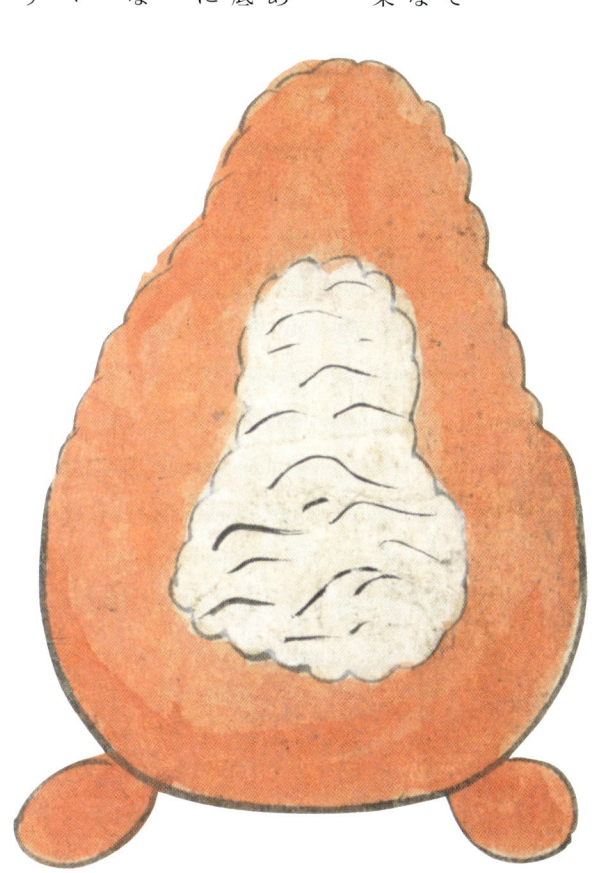

由虫（ゆうちゅう）

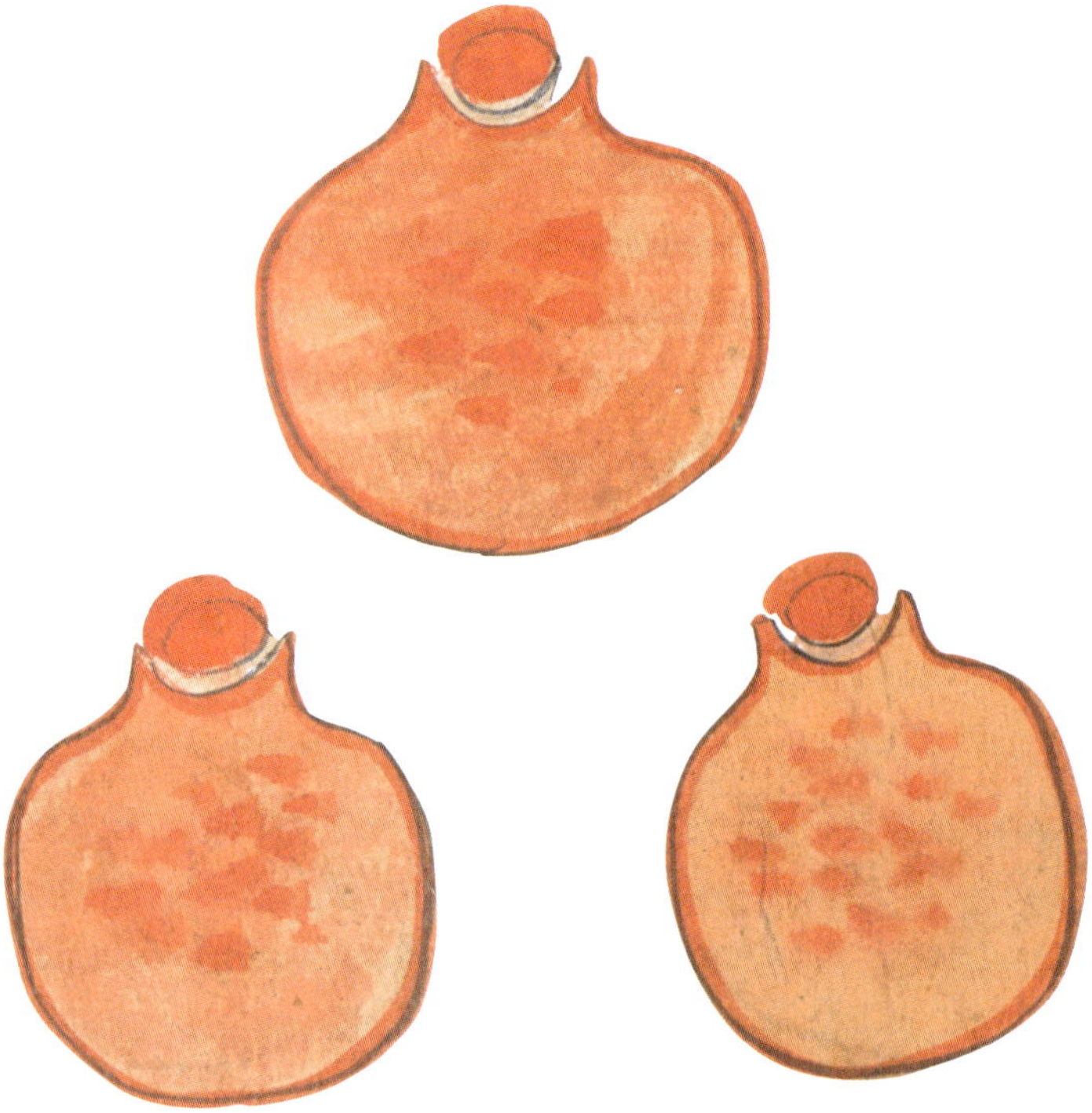

釈名　「由」は、酒や汁を抜き出す口のついた壺の象形文字である。この虫は壺のような格好で、中にめいっぱい水を蓄える性質から「由虫」と呼ばれる。

棲息域　腹部と推定される。

特徴　血と肉が積もり積もったもので、色は真っ赤で熱を持っている。数匹で群れる。

病状　この虫は水を飲むのが食事がわりなので、とりつかれた人は冷たい水をガブ飲みするようになる。

治療法　大黄《だいおう》（タデ科ダイオウの根茎）を内服するとみな消滅する。

混合型

棲息域　色々な場所にいる。
特徴　色々な形態がある。
病状　目がつり上がるときもあれば、腹がはるときもあるし、腹を下《くだ》すときもある。急に死んでしまうこともあるし、じょじょに病気になることもある。また、夜泣きをしたり、口内炎や歯槽膿漏《しそうのうろう》になるときもある。あるいは、母乳をもてあまして吐き出すときもある。
治療法　色々な症状が出るので、鍼《しん》術《じゅつ》のコツは口づてに教えるが、成長した虫による症状は治りにくい。

小児の虫
(しょうにのむし)

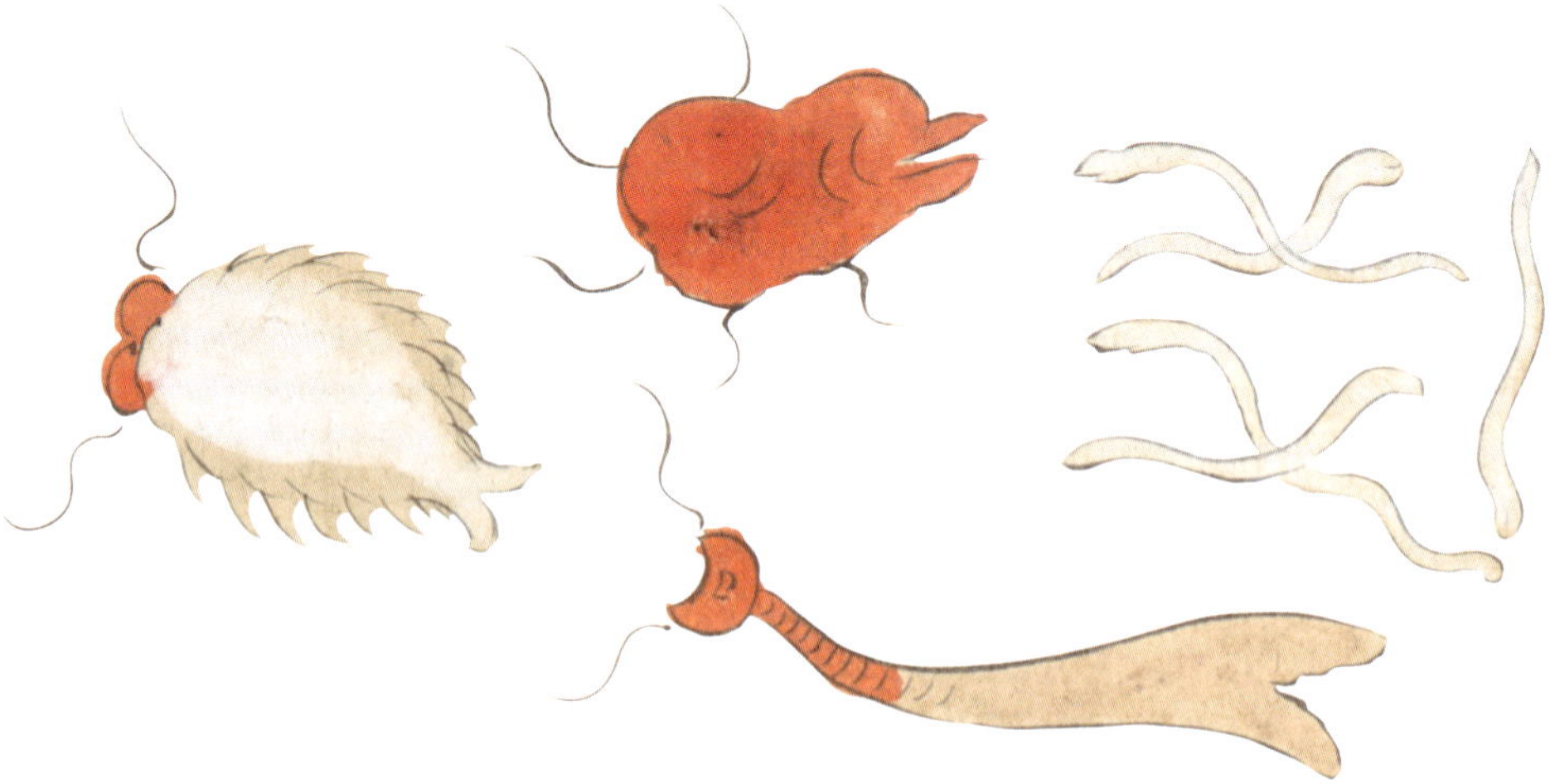

棲息域　胸部。

特徴　色々な形態がある。

病状　虫が攻め登ってくると、その激痛たるやとても言葉にできず、耐えかねて失神してしまう。

治療法　寒証（体温が下がるか、平熱なのに寒く感じる）か熱証（体温が上がるか、平熱なのに熱く感じる）かによって、補法（ゆっくり刺し、鍼《はり》をしばらく抜かずにそのままにしたあと、鍼跡をよくもむ）と瀉法（すばやく鍼を抜き、すばやく鍼を刺してはげしく動かし、ゆっくり鍼を抜き、鍼跡はもまない）を使い分けるが、生半可に鍼術《しんじゅつ》をほどこしてはならない。よくよく口づてにコツを教わってから、施術すべきである。

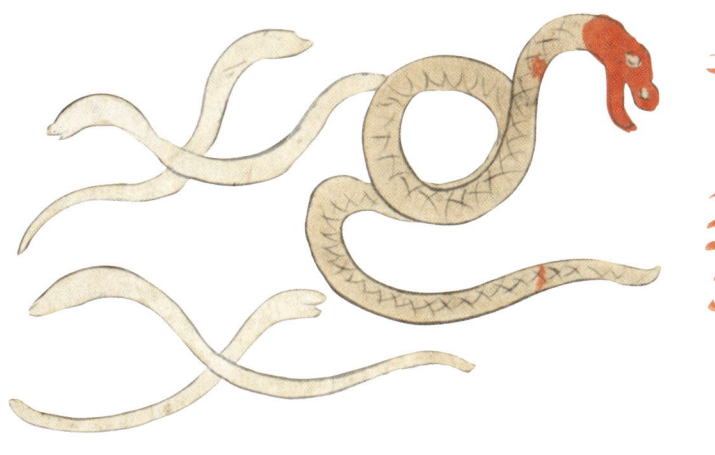

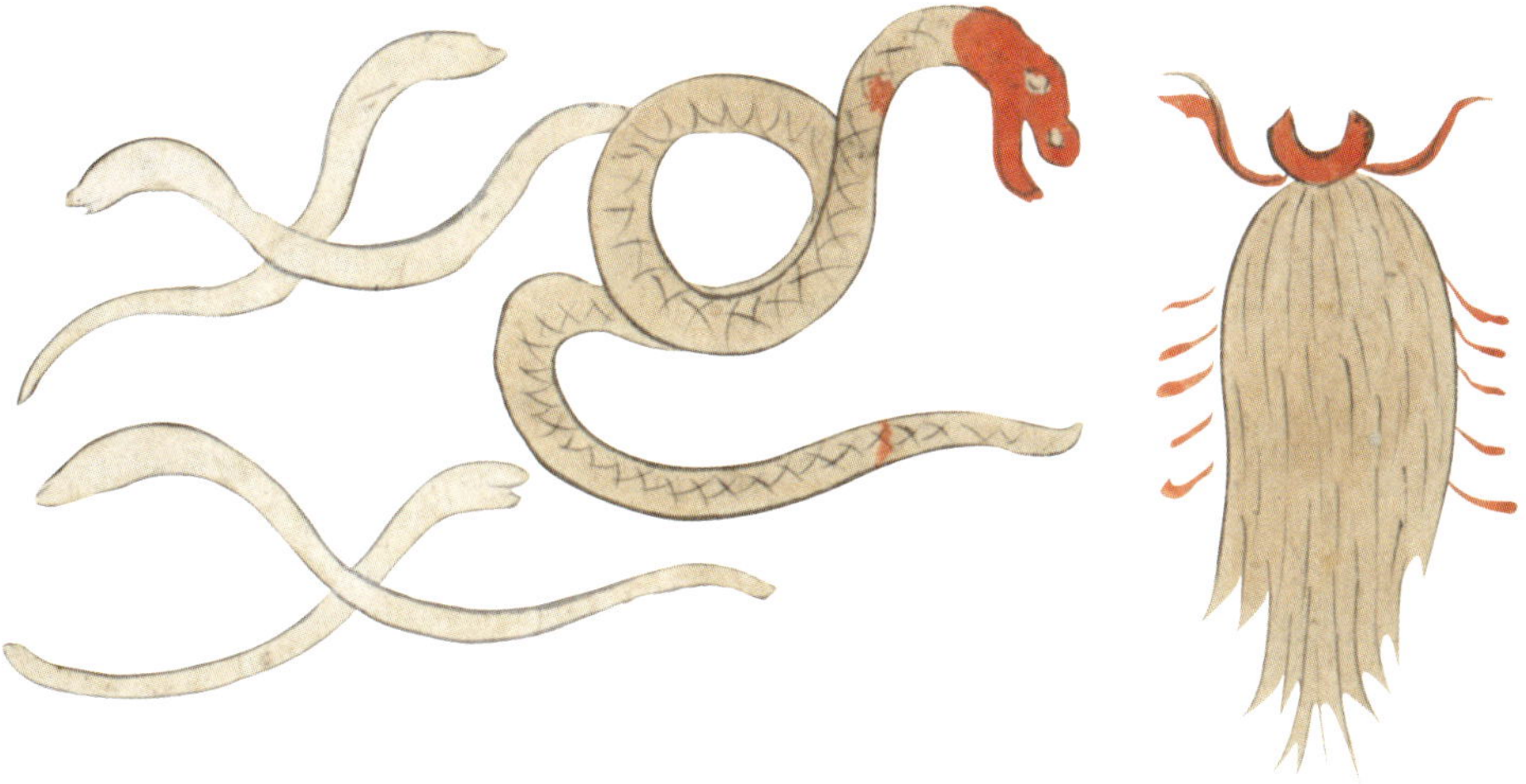

胸虫（むねむし）

脹満（ちょうまん）

棲息域　腹部から全身へと広がる。

特徴　赤い胴の部分は腹部にいすわり、白い触手を手足の末端まで延ばす。白い渦巻の部分は触手が畳まれた状態である。

病状　腹だけでなく、全身あらゆるところがパンパンにはれ、手足がなえて力が入らなくなる。胸元がムカムカして食事がのどを通らず、お茶と水、冷たい物とすっぱい物といった、体に悪いものばかりを好むようになる。

治療法　白朮《びやくじゆつ》（キク科のオケラの根茎）・陳皮《ちんぴ》（ミカン科ポンカンの熟した皮）・木《もっ》香《こう》（キク科モッコウの根）・人参（朝鮮ニンジン）が効果的である。

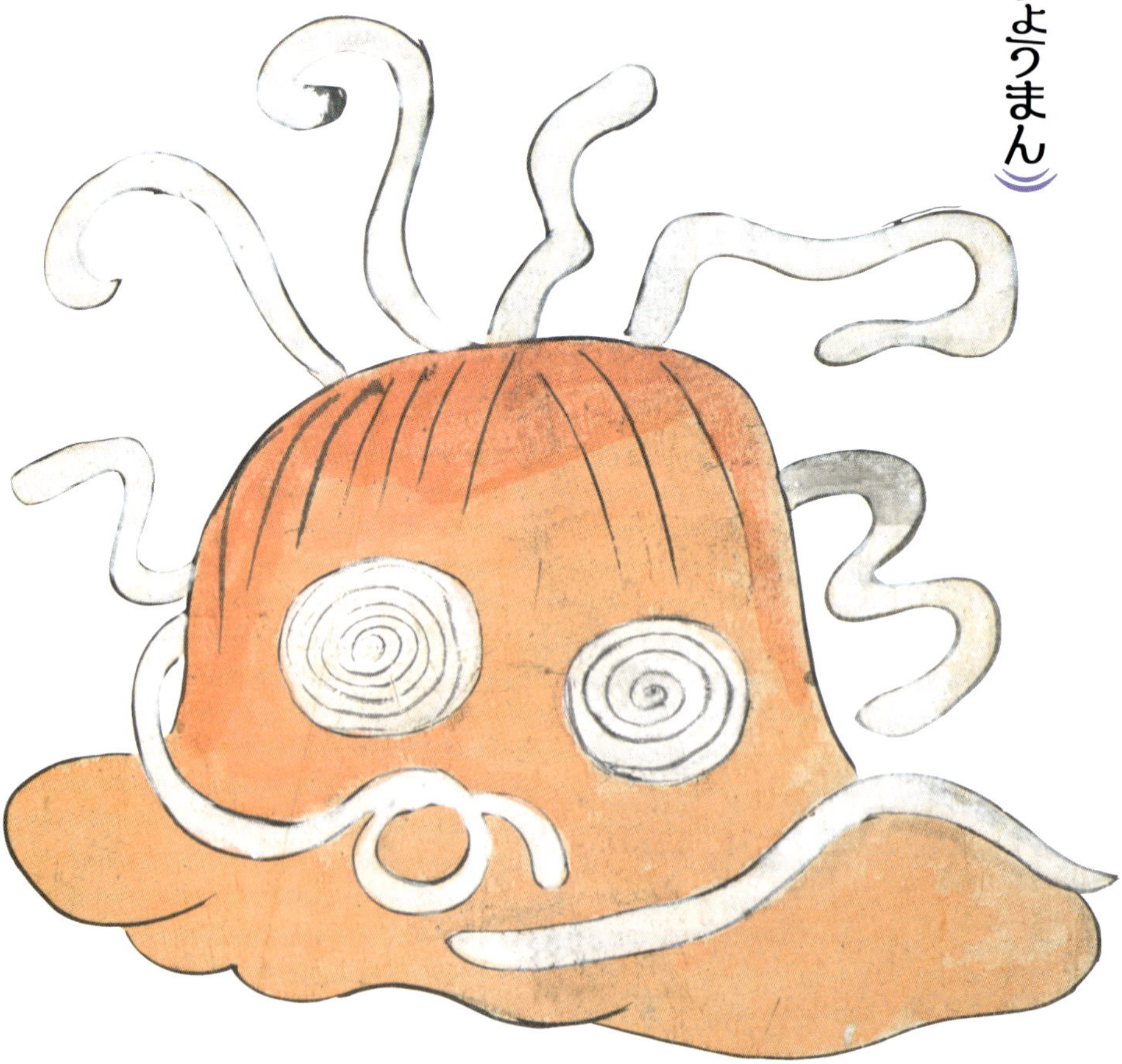

腎冷の虫
（じんれいのむし）

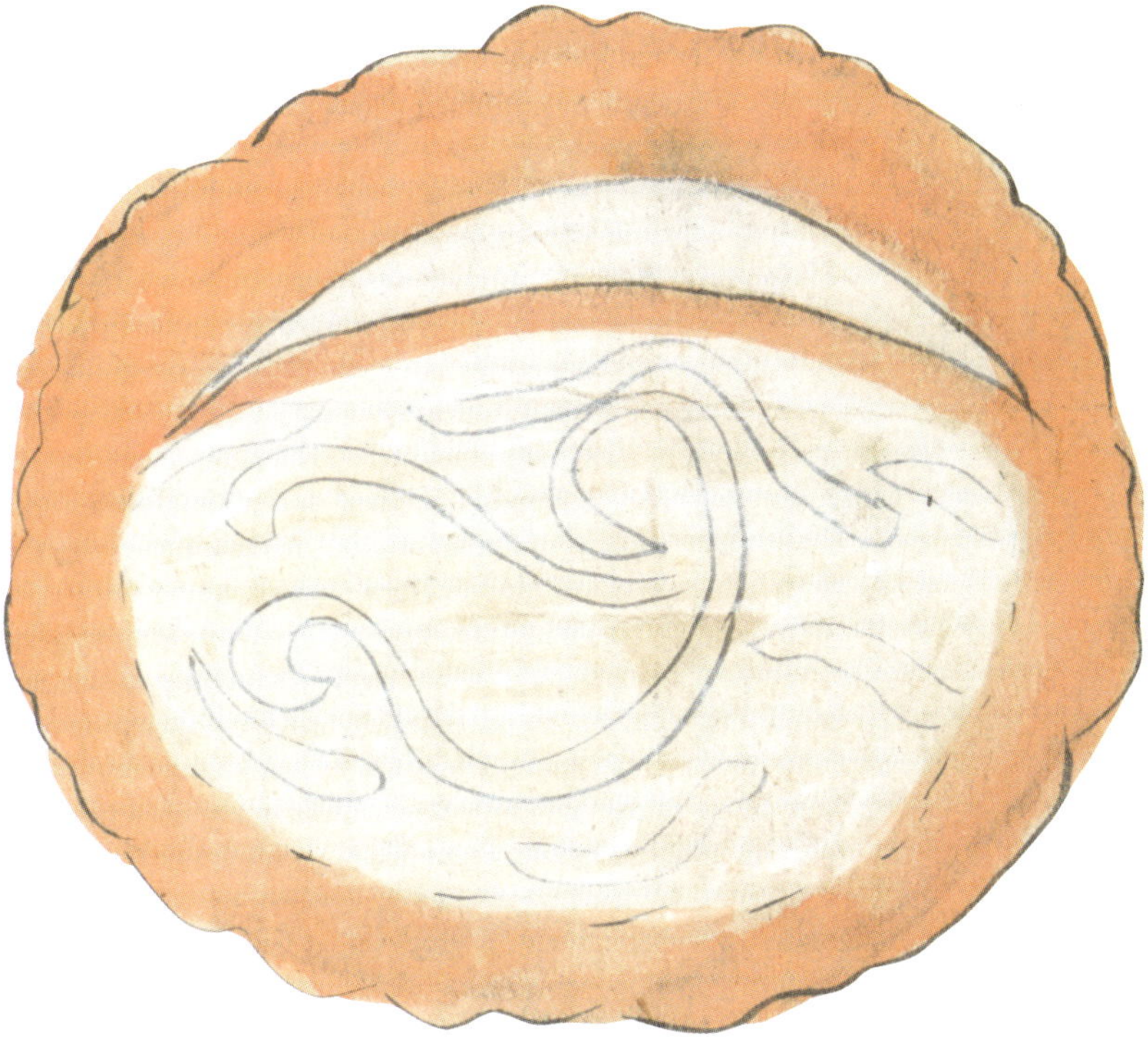

棲息域　腎臓。

特徴　長短さまざまな白い虫が、陰血（生殖能に関わる血）の中に侵入して暴れる。

病状　男女のちぎりを過ごして体力を消耗すると、この虫どもが腎臓を集中的に破壊する。これは「腎冷」という病気で、とりつかれた人は死んでしまう。

治療法　人参（朝鮮ニンジン）・当帰《とうき》（セリ科シンキの根）・細辛《さいしん》（ウマノスズクサ科サイシンの全草）・木香《もっこう》（キク科モッコウの根）・船底草《ふなばらそう》（ガガイモ科のカモメズル属）が効果的である。

大酒の虫《おおざけのむし》

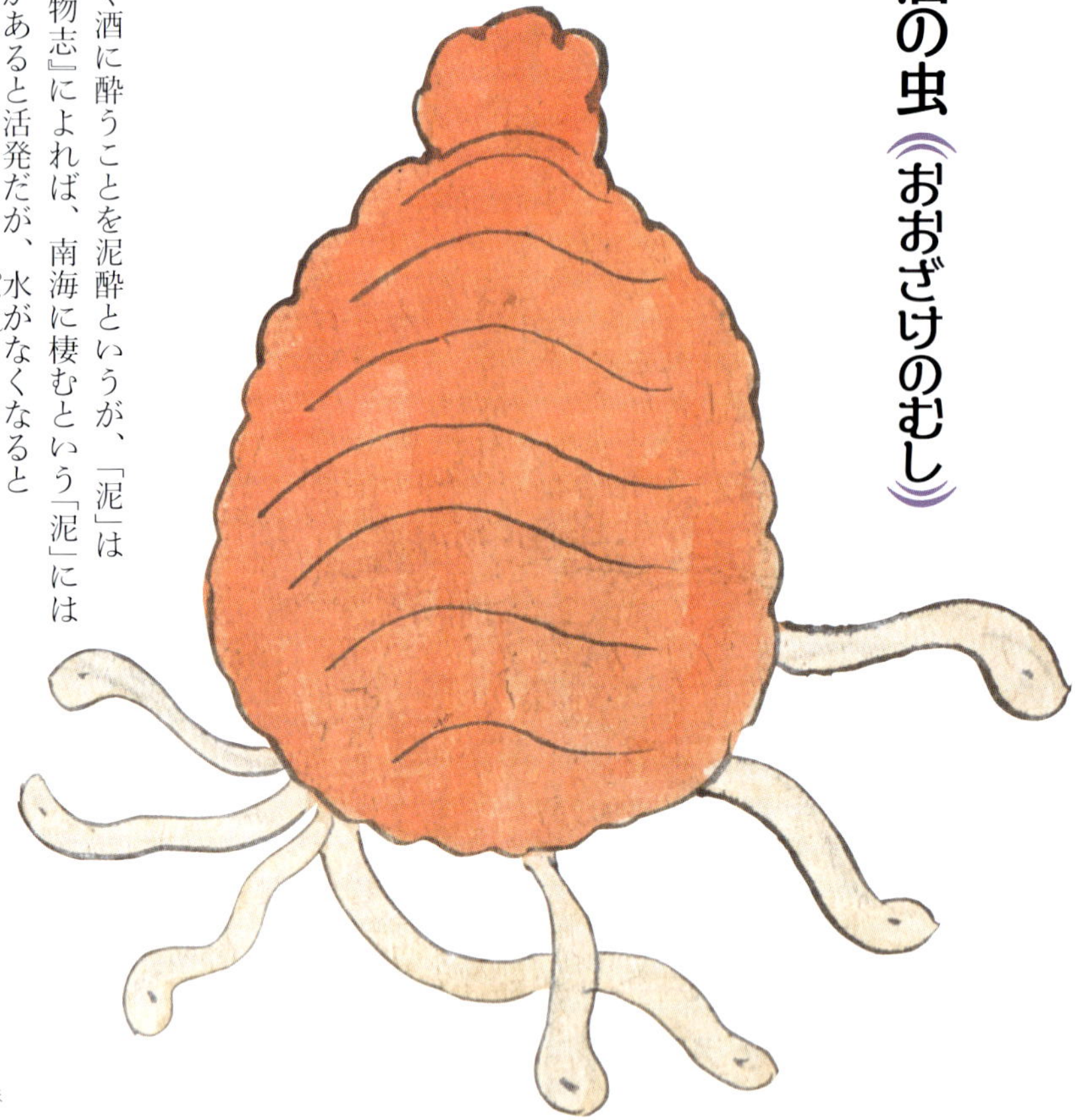

釈名　甚だしく酒に酔うことを泥酔というが、「泥」は虫の名前。『異物志』によれば、南海に棲むという「泥」には骨がなく、水があると活発だが、水がなくなると酔っぱらってドロのようになる。土塊《つちくれ》のようなこの虫は「泥」の一種と考えられる。酔うと火照《ほて》るので色は赤い。

棲息域　腹部と推定される。

特徴　キンチャクのような形で、砕いてみるとその正体は赤土のような砂利である。内部に虫どもがたくさん巣食っている。

病状　この虫にとりつかれた人は大酒飲みになる。その人が死んだ後も、腹の中にいすわりつづける。

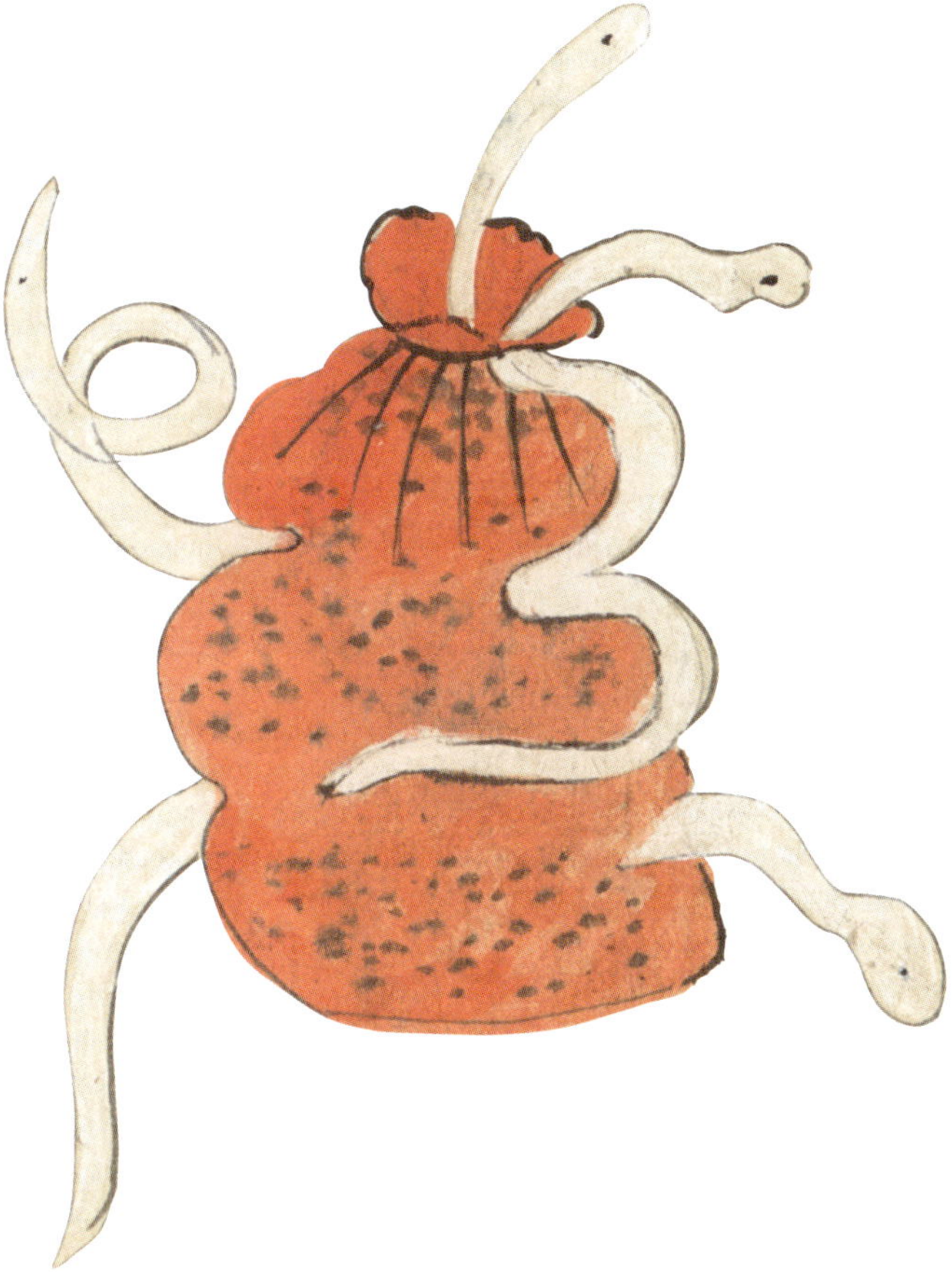

打身の血積
《うちみのけっしゃく》

棲息域　腹部と推定される。

特徴　打撲による内出血が集まって虫の巣となったものである。

病状　夜になると食欲がなくなり、ねんじゅう口や体からナマぐさい臭いを発するようになる。

治療法　人参（朝鮮ニンジン）と益智仁《やくちじん》（ショウガ科のヤクチの果実）で平癒する。

悪血
おけつ

棲息域　腹部。

特徴　悪血が集まりだすと、白い触手がはえてきて、悪血の結ぼれをさらに強めてゴチゴチに固める。外に延ばした触手で、体内に絡みついていく。

病状　腹が堅くなって、うつ伏せになれなくなる。呼吸する力がとても弱くなって息切れがひどく、どんな動作もつらくなる。まるで犬のような息使いとなることから「犬病」といわれる。

治療法　苦参《くじん》（マメ科クララの根）と大黄《だいおう》（タデ科ダイオウの根茎）を内服するのが効果的である。

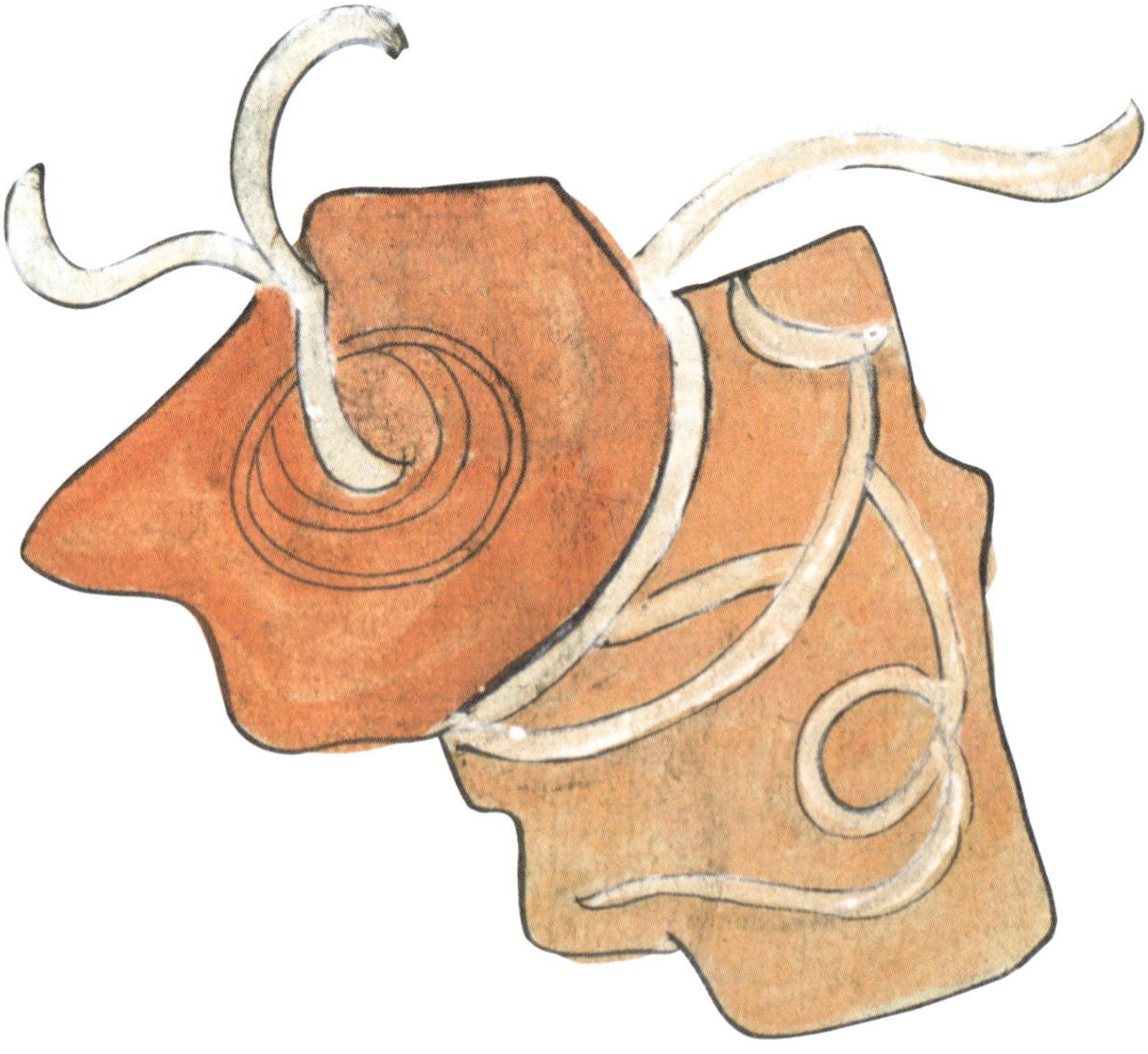

胃積（いしゃく）

棲息域　背骨（第七胸椎）から脇腹に向かい、肝臓のすぐそばにまで突き出してくる。

特徴　外側は四角いカプセル状で、内部には八の字の支柱があり、柱に白い虫どもが巻きついている。

病状　思い悩み過ぎると、これにとりつかれてひどいシャックリが止まらなくなり、食事ができなくなる。後《のち》には「噦病《えつびょう》」と呼ばれる。

治療法　木香《もっこう》（キク科モッコウの根）と人参（朝鮮ニンジン）を内服すれば平癒する。

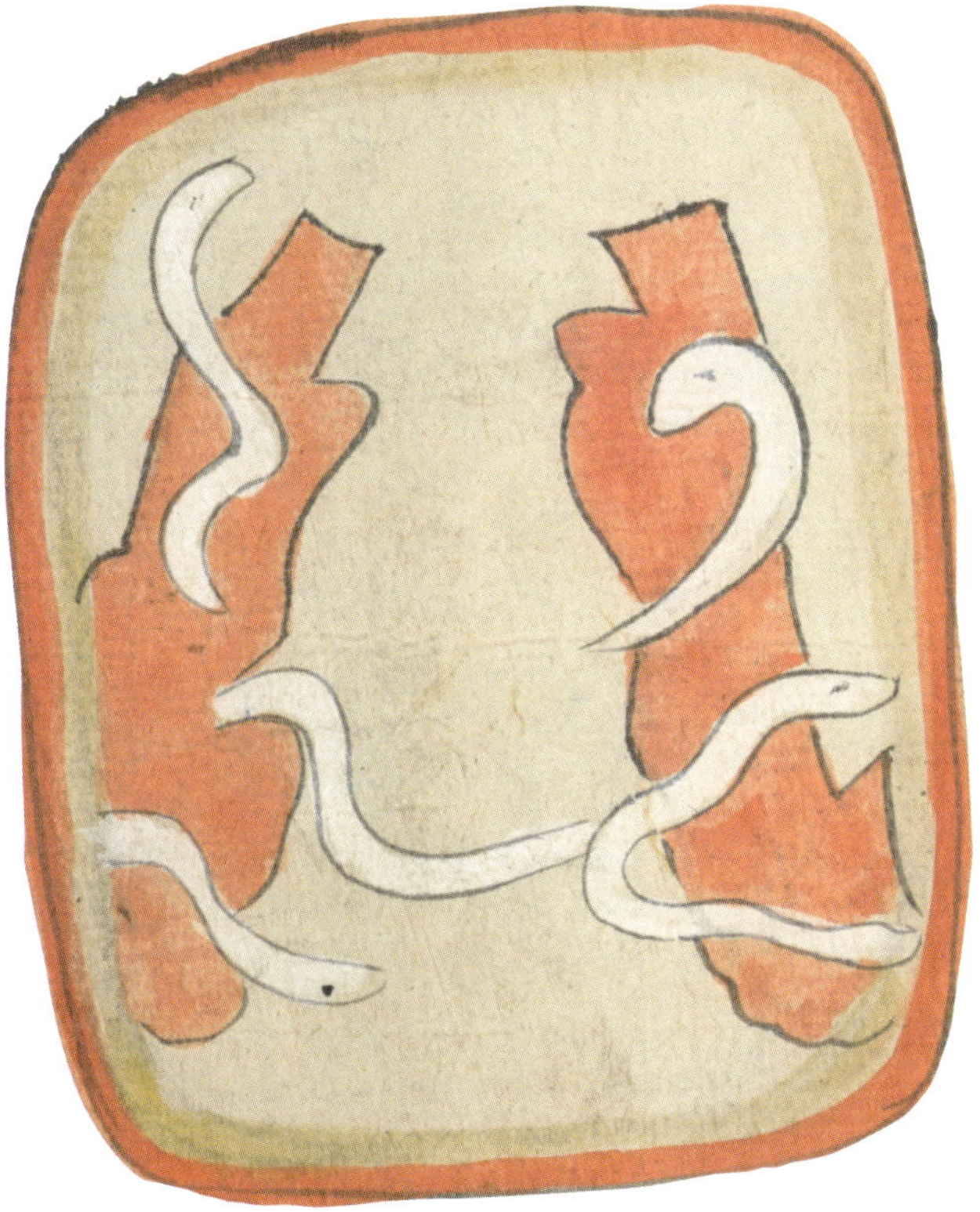

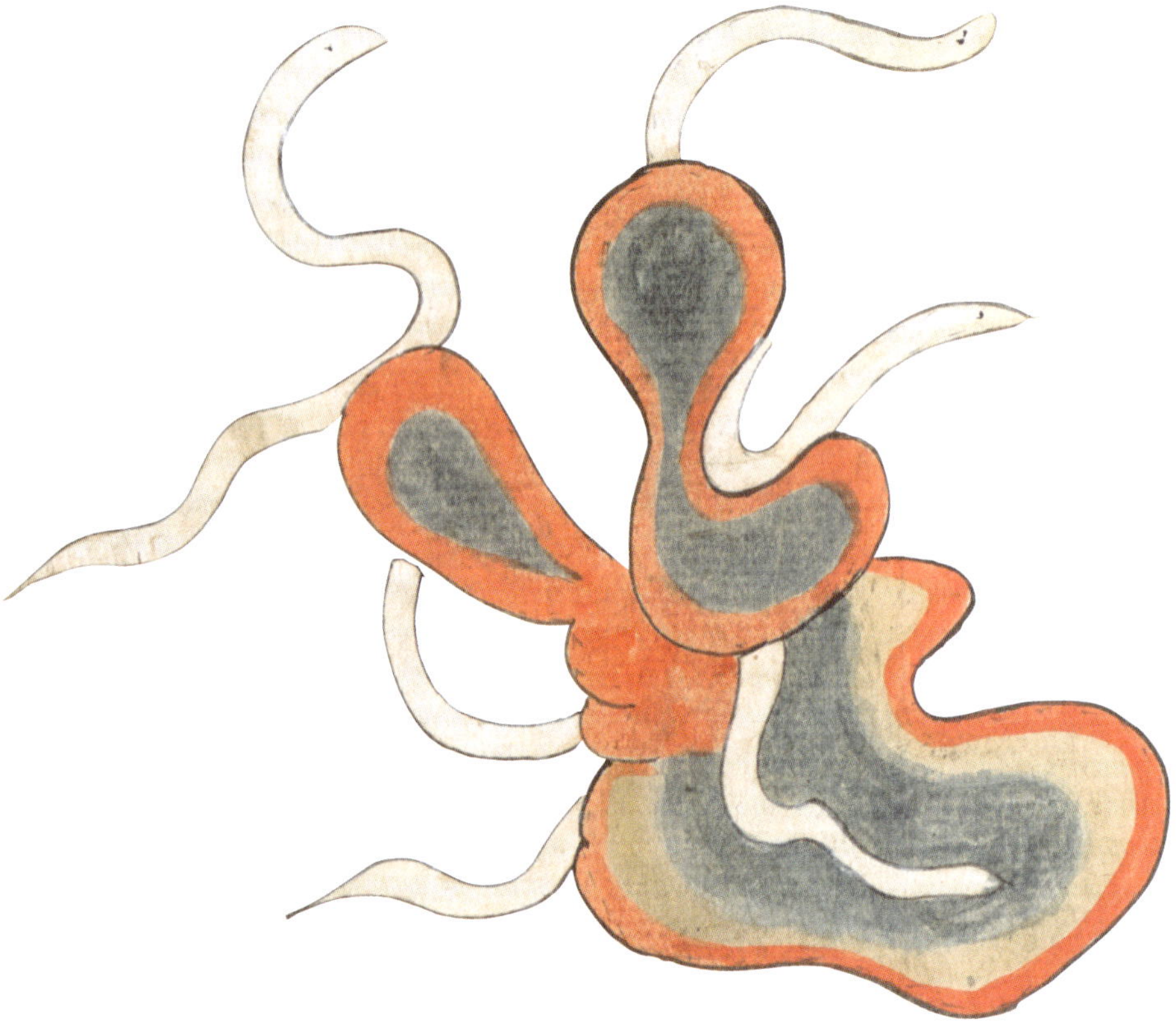

胞衣の血積
（えなのけっしゃく）

棲息域　子宮から産道にかけて。

特徴　後産《あとざん》（分娩の第三期で、胎盤と卵膜のこと。古くは胞衣といった）が母体の中に残って積となったもの。

病状　虫が体内にこもってしまうと、もののけに憑かれたような錯乱状態になる。

治療法　白朮《びゃくじゅつ》（キク科のオケラの根茎）と薄荷《はっか》（シソ科の多年草で矯味矯臭薬）で平癒する。

積聚（しゃくじゅ）

棲息域　腹部と推定される。

特徴　赤と青の混じったゴツゴツのかたまりに、白い虫どもが巻きついている。積聚ができた人の腹に強く手を押し当て、かたまりを掴《つか》むと虫どもが鳴き声をあげる。

病状　腹がゴロゴロ鳴る。

治療法　鼈甲《べっこう》（スッポン科シナスッポンの甲羅）を煎じて内服すればみな消滅する。鍼術《しんじゅつ》の処置しか記されていない肺積・心積・脾積・肝積・腎積・馬癇・牛癇・脾の聚・肝の聚にも、鼈甲はおしなべて有効と推定される。

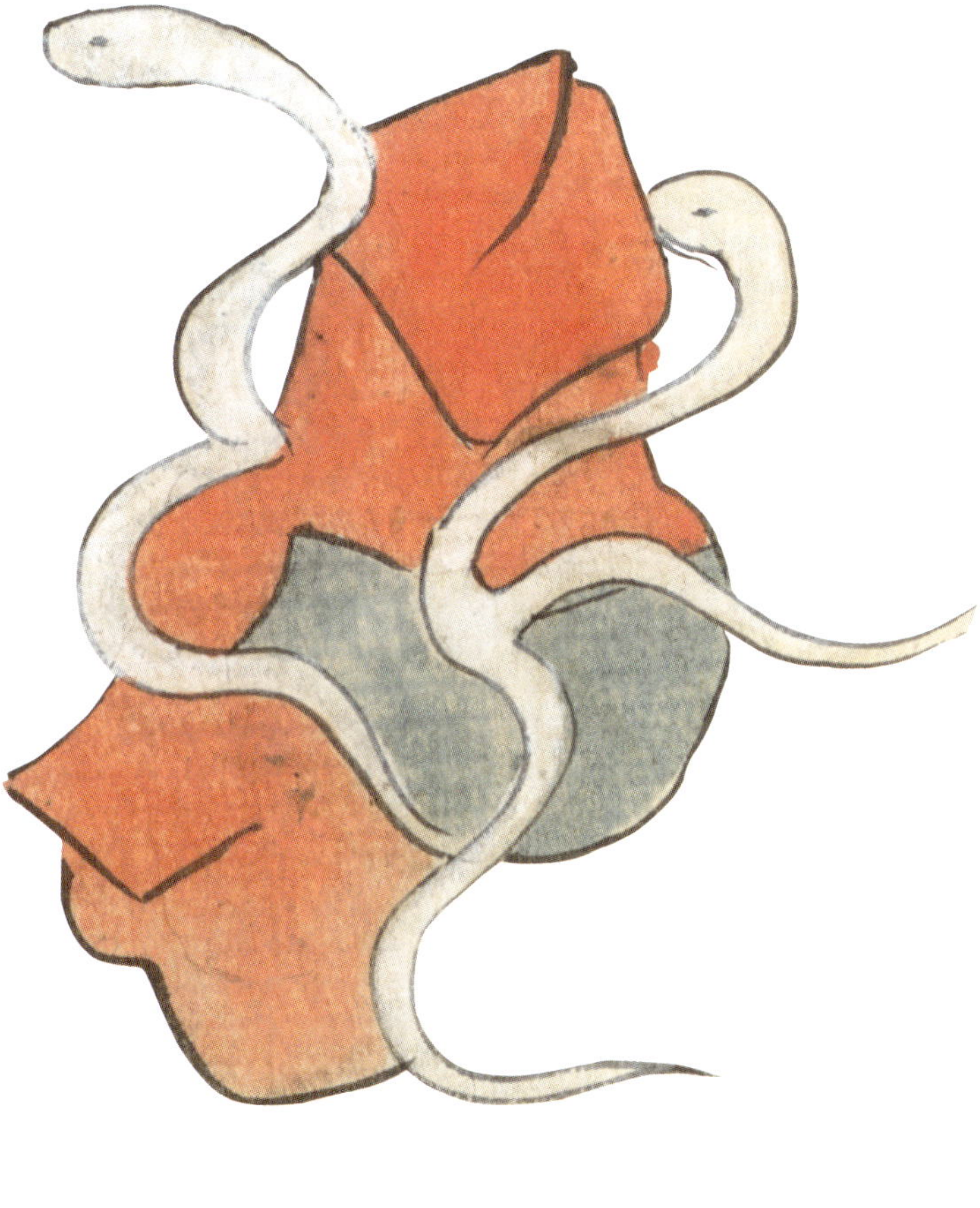

虫袋（むしぶくろ）

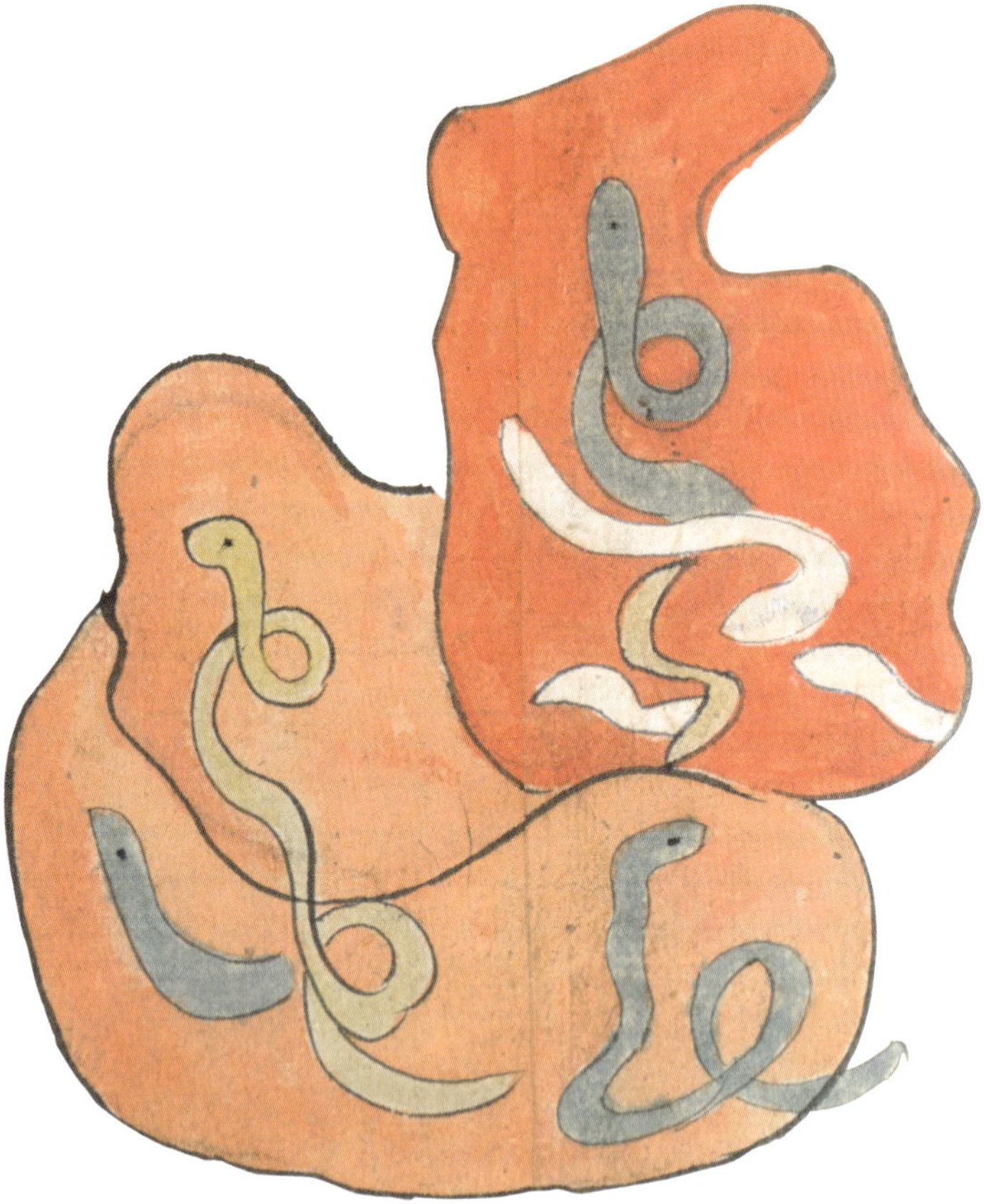

存在部位　腹部と推定される。

特徴　虫袋は、誰の体内にも存在する。折り重なったヒダヒダの袋の中に、さまざまな虫どもがうごめいている。

治療法　袋の中にわいた虫はことごとく下《くだ》さねばならない。船底草《ふなばらそう》（ガガイモ科のカモメズル属）・黄皮《おうひ》（ミカン科ワンピの果実）・栴檀《せんだん》（ビャクダン）の皮、それぞれを三両（十一・二五グラム）ずつ呑めば虫は下る。

翻字

凡例

一、これは九州国立博物館の所蔵する『針聞書』第三十七丁～第六十八丁（七三頁～一三六頁）に掲載されている、ハラノムシ六十三種の詞書（ことばがき）を翻字したものである。翻字は以下の工程で行った。

一、漢字カタカナ文を漢字ひらがな文に改め、句読点とルビを適宜加えて読みやすくした。ただし、擬音語はカタカナのままとし、ルビは（　）内に示した。

一、歴史的仮名遣いは現代仮名遣いとし、此・是・只・而・又・間・程・云・動・何・可・在・有・事・者・皆・成・依・之・也などは仮名表記を基本とした。これら以外の動詞・形容詞・副詞で、読みやすさを優先し、漢字を仮名に、仮名を漢字に改めた箇所もある。また、針は鍼、蔵は臓、喩は癒に修正した。

一、虫名・病名・薬名などが仮名表記されている場合は、可能な限り漢字表記に改めた。また、明らかに誤字と判断される箇所には傍線を付して訂正した。

一、翻字のみでは文意を得がたい詞書が大半である。もとより学術研究の成果ではなく、逐一注釈を示す煩を避けたが、数箇所［　］内に語意を示した。文意の大略は図鑑の意訳でご理解いただけると思う。

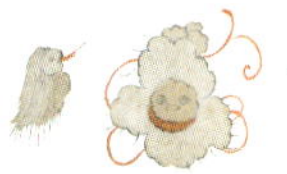
1

肺積(はいしゃく)

肺積は、五臓の華蓋(かがい)たるゆえ、上にありて、この積を生ずるなり。鼻は肺の穴なるゆえ、善悪の臭いを悪(にく)み、腥(なまぐさ)きを嗅ぐ。口に辛き味を好む。常に悲しむことをなす。この生まれは肺の臓の「金」、その色白かるべし。これある人は、肺の煩(わずら)いとせり。積は右の脇より立つるなり。胸先に覆(おお)う、これを名付けて積とす。これはいかにも鍼を柔らかに、浅く立つるなり。

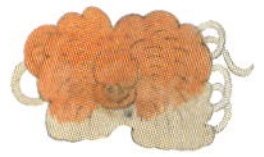
2

心積(しんしゃく)

心の積は、名づけて伏梁(ぶくりょう)とす。臍(ほぞ)［へそ］の上にありて、大きに生ずるなり。上は人気(じんき)［意識のありか］に似たり。南の方の「火」なるゆえ、赤き縁によって血を生ずるなり。鼻は焦(こ)げ臭き香りを嗅ぐ。口には笑う事を得たり。苦きものを好む。心(こころ)弱くして両頬あかし。これを心(しん)の病とせり。鍼の立て様、口伝(くでん)あり。かくの如く早く形になれば、治り難し。

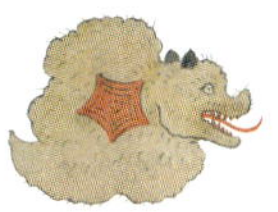
3

脾積(ひしゃく)

脾の臓の積は、名づけて痞気(ひき)という。臍(ほぞ)の周(まわ)りにありて、この生まれは「土」なるゆえ、土用にあいて煩うなり。口に甘き味わいを好む。歌うたうことをなす。面(つら)の色黄にしてあらばこの積なり。鍼は臍のまわりを一寸除(の)けて立つる。四方を立つるなり。この形になれば長血(ながち)、白血(しろち)、腰立たず、女に尤(もっと)もあり。立てよう口伝あり。

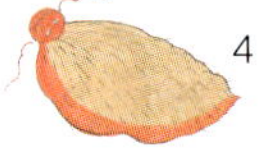
4

肝積(かんしゃく)
肝積、名づけて肥気(ひき)という。その形、乳(ちち)の如し。左の脇より胸上角(むねうわかど)差し登る。常に怒(いか)ることをなす。面の色、青かるべし。この生まれは東方の「木」なるゆえ、青き色を司(つかさど)る。人を呼ぶことを好む。酸(す)い物を好むなり。油臭きを悪(にく)む。これある人は肝の病とせり。左の積を本(もと)に刺し、後(うしろ)は九の椎(つい)を刺すなり。虚実(きょじつ)によって補瀉(ほしゃ)あるべし。

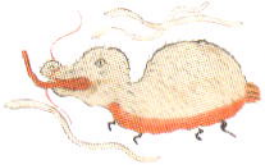
5

腎積(じんしゃく)
腎積は、名づけて賁豚(ほんとん)という。脈は沈(ちん)なり。その形、猪子(いのこ)走るがごとし。臍(ほぞ)の下にありて上下時なし。この生まれは北方の「水」なるゆえ、流るることを司(つかさど)るによりて、処(ところ)を定めず、歩くことを得たり。この積ある人は、黒くして、鹹(しばゆ)き［塩辛い］味を好む。口の内(うち)臭し。これある人を腎の病とせり。鍼、色々立てようあり。

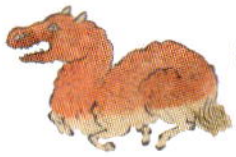
6

六聚(ろくじゅ)の部類、癲癇(てんかん)に五つあり。
心の臓の聚なり。名づけて馬癇(うまかん)という。これは日［強い日光や火炎］を得て起こる虫なり。常に心の臓を立［健］つるなり。これに色々立てよう口伝多くあり。［発作の］前後(まえうしろ)、鍼立つるところ同前なり。少しも瀉(しゃ)の心(こころ)はなし。

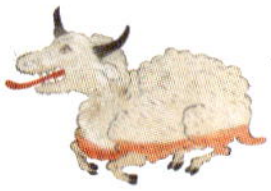
7

肺の臓の牛癇(ぎゅうかん)
肺の臓の聚、これを名づけて牛癇という。食物に向かいて起こるなり。かように起これば肺癇と思いて、肺の臓を立［健］つべし。この形になりて治り難し。鍼の立てよう色々あり。

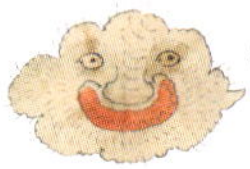
8

脾の聚
脾の臓の聚の形、磐石(ばんじゃく)の岩のごとし。これは見物(けんぶつ)の庭にて起こるなり。これ起こる時に、磐石の岩の上へ落つるごとし。見物の庭にて起こるは脾の臓を立［健］つるなり。この姿になり、治り難し。鍼の立てよう、口伝あり。

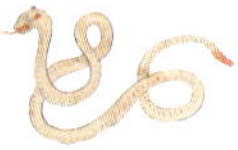
9

肝の臓の聚
この虫の形、蛇(じゃ)のごとし。怒(いか)る中、合戦(かっせん)の闘いの中にて起こるは、これ肝の癇というなり。この形になれば、上へ登りて肝(きも)に喰(く)いつく時は、真っ直ぐに長くなり、ビリビリと奮(ふる)うこと、所為(せい)なり。この形になれば治り難し。鍼の立てよう口伝あり。いずれも五癇に一鍼あり。

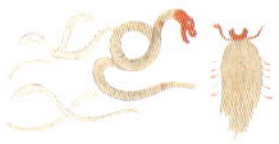
10

胸虫(むねむし)
この虫、胸へ攻め上(あ)がる時は心失(こころう)せ、痛きこと言うに及ばず。寒熱によって補瀉するなり。立てよう聊爾(りょうじ)に［ふとした思いつきで］立てぬなり。よくよく口伝を得て立つるものなり。

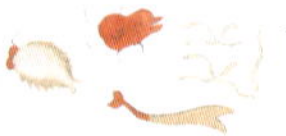
11

小児の虫、色々
この虫、起こる時は、目へ上がる時も、または、腹の腫るる時もあり。または、死に入り、死に入りする時もあり。緩(ゆる)ると煩う時もあり。また、夜鳴くこともあり。口の内、または舌、または歯、瘡(くさ)を煩う時もあり。また乳を余すこともあり。色々煩いありとも、鍼の立てよう口伝あり。この形になりては治し難し。

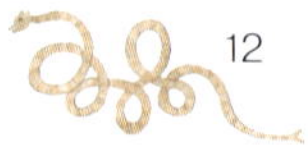
12

寸白虫(すばくちゅう)
この虫は大皺(おおじわ)の下に硬くなりてあり。常にはかくのごとくにあり。冷ゆる時は、陰嚢(きん)へ入り、痛むること限りなし。一年に一度、二度、または月に一度ほど起こるは、鍼やがて効くなり。出入り繁(しげ)くして、この姿になるは治り難し。さりながら、立てよう口伝多くあり。長(たけ)五丈になれば、必ず死するなり。

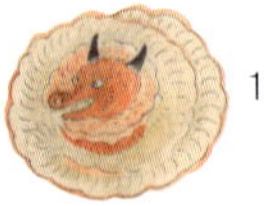
13

鬼胎(きたい)
この虫は、左の脇より生まるるなり。その胎動く時、必ず心猛(こころたけ)くなるなり。初めは大(おおき)なる杯(さかずき)のごとくになる血なり。連々(れんれん)に［ゆっくりと］必ずこれなりて治り難し。鍼などを荒げなく［無闇に］立つべからず。ソロソロと歩くものなり。鍼に立てよう口伝多くあり。

肺虫(はいむし)

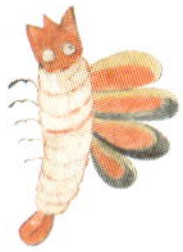

14

この虫、飯(めし)を食(しょく)す虫なり。白朮(びゃくじゅつ)、煎じ服してこの虫消ずるなり。肺の臓にあり。この虫、また腹中浮き出(いで)て他所(よそ)へ行くは、また人死するなり。人玉(ひとだま)にも変ずる虫なり。

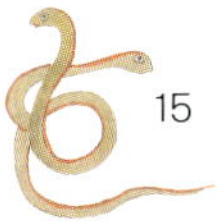

15

蛔虫(かんむし)

人をして湯水(ゆみず)を多く服せしめ、この虫、頭二つありて尾一つある虫なり。肝(かん)に巻ついてややもすれば心(こころ)遠くなる虫なり。心(しん)の臓より起こる。地黄(じおう)服し、則時(そくじ)平癒(へいゆ)す。

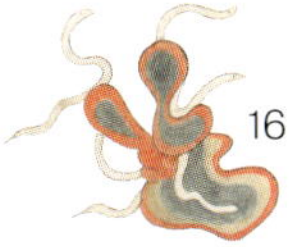

16

この虫、血積(けっしゃく)は女人の後(あと)の物(もの)［胞衣(えな)］残りて、かかる積となるなり。虫、中に篭(こも)りて後(のち)は、物の怪(もののけ)のように病むなり。白朮(びゃくじゅつ)、薄荷(はっか)にて平癒す。

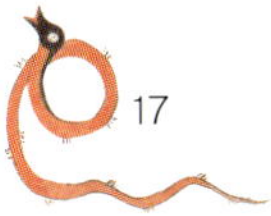

17

この虫、頭黒くして、惣(すべて)の身は赤く、足あり。この虫、腹にあり。霍乱(かくらん)、節々(せつせつ)［ちょくちょく］するなり。呉茱萸(ごしゅゆ)を服して平癒す。ある人、口よりこの虫出(いで)る。手にて引き取らんとすれば、心(こころ)絶えだえにして死せんとせば、また腹中に入る。死にて後、彼を見れば、肝に尾巻きて離れず。車前子(しゃぜんし)、木香(もっこう)を煎じて懸(か)けて、みな消ずるなり。

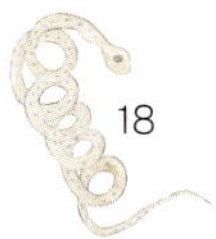

18

この虫、人を悩ます虫なり。酸(す)ゆき物を好のんで食す。肺臓にある虫なり。船底草(ふなばらそう)、木通(あけび)を服して平癒す。

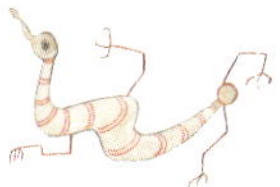

19

陰虫。この虫、男女和合の時、羌(ああ)［感歎］、出る虫なり。然るがゆえに、淫乱(いんらん)起こると常にいうなり。この虫の口よりして、女人は血を吐く、男は白き陰(いん)を吐くなり。みなこの虫の業(わざ)なり。この虫、男子の和合の時、口より白き陰を吐き、女人の虫は和合の時、赤き血を吐くなり。口伝あり。

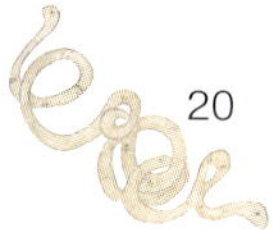

20

この虫は、寸白(すばく)という。腹を掴(つか)めば鳴る虫これなり。韮(にら)、檳榔子(びんろうし)を呑(の)みてみな消ずるなり。

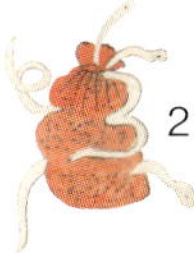

21

この積は、打血(うっけつ)集まって虫の巣となる。夜ごとに不食する。この病、虫のいわれなり。腥(なまぐさ)きこと常にある人、この病あり。人参(にんじん)、益智仁(やくちじん)にて平癒す。

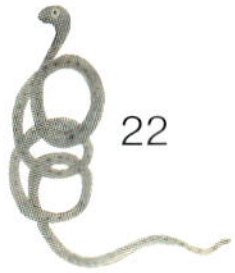

22

この虫、肝の臓にあり。人の髪の毛落ち、呑みたる虫。虫起こる時、東西［左右］先ず暗くなりて、則ち息絶ゆるごとくなり、五香(ごこう)にて平癒す。

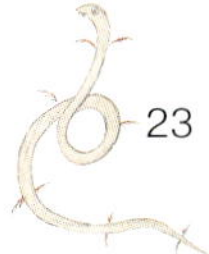

23

人死にて後、腸(はらわた)に副(そ)いてこの虫ある。足にて臓腑に噛(か)みつく悪虫(あくちゅう)なり。引起草(ひきおこしぐさ)を茶に服してよし。

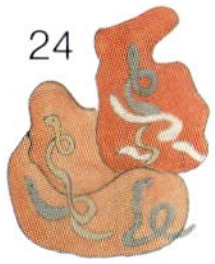

24

この虫袋(むしぶくろ)、人ごとにある。下さずんばあるべからず。船底草(ふなばらそう)、黄皮(おうひ)、栴檀(せんだん)の皮、三両ばかりずつ呑めば、虫下るなり。

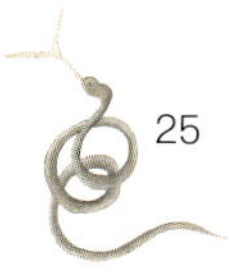

25

この虫、鬚(ひげ)白く糸を引きて、腎の臓の病これなり。首、珠を巻く。色黄なり。甘き物を好みて食する人、この虫あるなり。白朮(びゃくじゅつ)、木香(もっこう)にて消ずるなり。

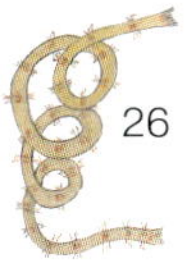

26

この虫、葛(かずら)［つるくさ］のごとし。尾頭もなく、惣(すべて)の身は百足(むかで)のごとし。この虫出来(でき)れば必ず死す。徴(しるし)には、不食にして、昼寝を好むなり。木香(もっこう)、藿香(かくこう)にて平癒す。

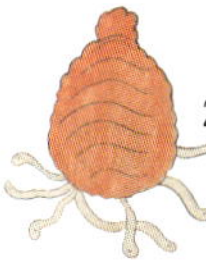

27

大酒飲みたる人の死して後、腹中にあり。砕きてみれば、赤き土の如くなる石なり。その中に虫多くこれあり。

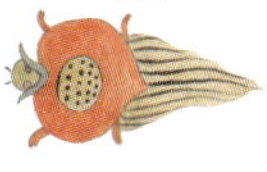

28

亀積(かめしゃく)、笠(かさ)着たる様(よう)なるもの頭にありて、薬を防ぐ虫なり。飯(めし)を食とす。野豆(のまめ)を食してみな消ずるなり。称すべし、称すべし。

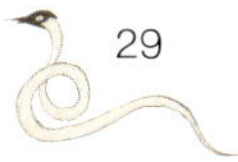

29

この虫、腎の臓に篭る虫なり。鳥の嘴(くちばし)のごとくにありて肉を突(つつ)く。腰を痛ます虫なり。腰の重きこと、この虫の業(わざ)なり。木香(もっこう)よし。

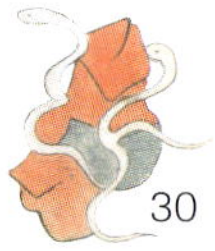
30

積聚(しゃくじゅ)これなり。腹に強く手を当て、掴(つか)めば虫鳴るなり。鼈甲(べっこう)を煎じてみな消ずるなり。

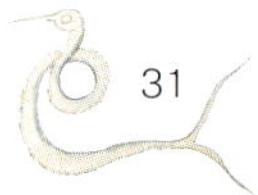
31

この虫、肺の臓にあり。頭鳥のごとし。俄(にわか)に死に入(い)るゆえ、口より泡を吐くなり。一時(ひととき)、二時(ふたとき)の内にまた生き返る。この病の人、「くつち［癲癇］」とこれをいうなり。

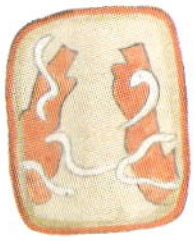
32

これを得るものは、後ろの七の椎(つい)より腹の脇へ生まれ出で、肝(かん)の通りに指出(さしいず)るなり。胃積(いしゃく)とこれをいう。物思いすれば出来(いでく)るなり。後、「噦病(えつびょう)［しゃっくり］」とこれをいう。不食する病なり。木香(もっこう)、人参(にんじん)を服して平癒す。

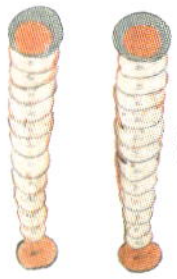
33

血積なり。車前子(しゃぜんし)を服してみな治すなり。脾の臓の病なり。

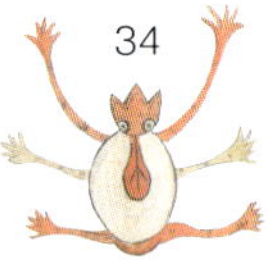
34

蟯虫(ぎょうちゅう)。人をして癲となさしむ。この虫出(いで)て人死すという虫なり。庚申(こうしん)の夜出(いで)て、枕の下の熱まで、閻魔大王(えんまだいおう)に告げ申す虫なり。庚申の夜、契(ちぎ)れば後(のち)、虫の子を持つというなり。

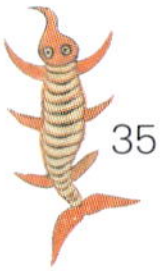
35

悪虫(あくちゅう)。人に接し飯を食す。脾の臓にあるなり。木香(もっこう)、服してみな消ずるなり。

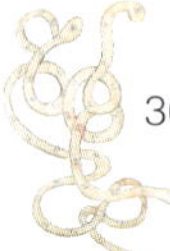
36

寸白虫(すばくちゅう)。肝の臓の後ろに出(いで)る虫なり。大悪虫(だいあくちゅう)なり。薬を用られず、節ごとに口となりて、身の内を突(つつ)く。蕎麦(そば)の粉に芦毛馬(あしげうま)の尾を、いかにも細かに刻みて、蕎麦の粉に混ぜて能(よ)き酒にて練りて食えば、虫消ゆるなり。

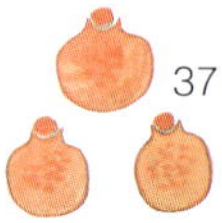
37

由虫(ゆうちゅう)。血肉(けつにく)積みてかくのごとし。水を食とす。大黄(だいおう)を服してみな消ゆるなり。

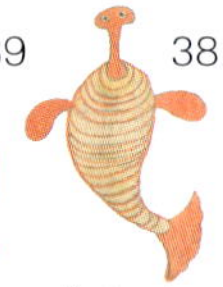
38

大病の後、胃の府にあり。砕きて見れば血積なり。縮砂(しゅくしゃ)、煎じて懸(か)けてみな消ずるなり。

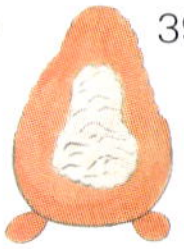
39

尸虫(しちゅう)。内に虫竃(こも)りて、ある時ある時動くなり。藜(あかざ)を食にしてみな消ゆるなり。

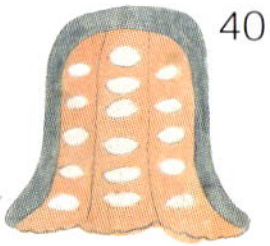
40

上白く堅く、血塊(かたま)りたるなり。中に栗虫(くりむし)のごとくなる虫、四百あり。薫陸香(くんりくこう)を煎じ懸(か)けて、悉(ことごと)く家を去るなり。

41

この虫、腎にありて人を悩ます。海人草(まくり)を多く服して下るなり。常に腹を痛くする虫なり。

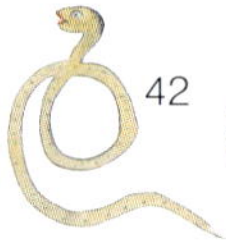
42

この虫、頭平(かしらたいら)にして尾に白き糸を引たる虫なり。肝の臓に喰(く)いつく時、俄(にわか)に死するなり。木香にて消ずるなり。

43

この虫は、小姓(こしょう)という虫なり。身の膏肓(こうこう)に住(じゅう)して物を言うなり。笠をきて薬を受けず。尾は黄にして、鬚(ひげ)白く長し。胴は蛇のごとし。甘酒を好む虫なり。

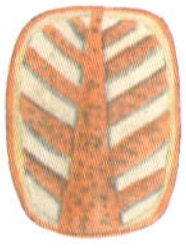
44

この病は、桂積(けいしゃく)というものなり。腹に桂(かつら)のごとく這(は)い回りて、臓腑を巻き込めて人を獲(と)るなり。野豆(のまめ)にてみな消ずるなり。

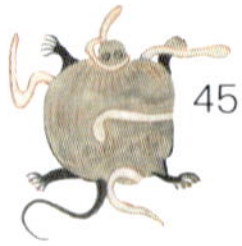
45

亀積(かめしゃく)これなり。人死にて後(のち)、腹の内より遥(はる)かにして出(いで)るなり。箒草(ほうきぐさ)を与えて食して、みな消ずるなり。

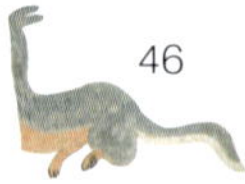
46

陰気これなり。また入(はい)るものなり。人の身より出(いで)て、出つ入(いり)つするなり。入(い)る時は心(こころ)モウモウとして人の物言うこと心(こころ)に入らず、暗きところを好むなり。一時(ひととき)のあいだに心(こころ)と体(たい)も変わるなり。

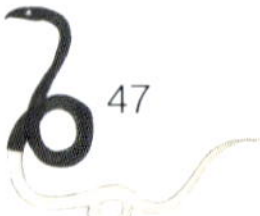
47

この虫、黒虫(くろむし)という。頭より身半分黒く、半分白くある虫なり。この虫、腎の臓に多くあれば、耳を聞かず。茴香(ういきょう)にて平癒す。

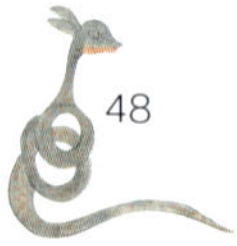
48

この虫、耳にあり。心の臓にあり。水を好む、冷えたる物を好み、温かなるものを好まず。常に腹脹(は)ることの虫の業(わざ)なり。白朮(びゃくじゅつ)、茯苓(ぶくりょう)にて消ずるなり。

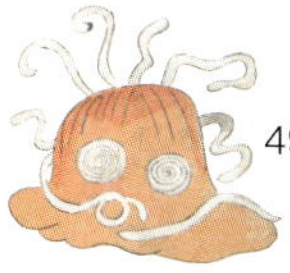
49

この病、脹満(ちょうまん)というなり。惣(すべて)の身はみな脹(は)れて、腹膨(ふく)れ、色々腫(は)るるなり。食物せず、胸元(むなもと)悪(あ)しく、手足萎(な)えて力なく、ただ食に茶と水と冷えたる物とを、酸(す)ゆき物を好むなり。白朮(びゃくじゅつ)・陳皮(ちんぴ)・木香(もっこう)・人参(にんじん)よし。

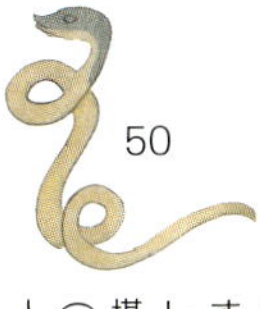
50

この虫、陰陽和合して身熱(みねつ)するままに水を服し、風を引きなどして出(いだ)す虫なり。この虫、物堪(こら)えず、人犯せば、また肉齧(かぶ)る。然るがゆえに、余り好く人の色、黄になる。これいわれなり。人参(にんじん)、甘草(かんぞう)よし。

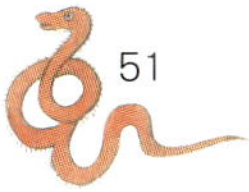
51

この虫、心の臓に入(はい)れば、人欠伸(あくび)をする。血(けつ)を乱せば眠り来たる。この虫の業なり。勝木草(かちのきぐさ)を煎じて呑みて、この虫消ずるなり。

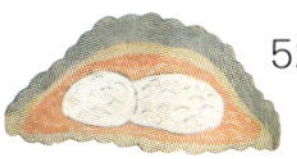
52

水腫(すいしゅ)という病なり。悪水(おすい)と血(けつ)［悪血(おけつ)］、悪食(おしょく)と出合いてこの病出来(いでく)るなり。この病出来れば、食物日に日に衰え、骨と皮ばかりになりて、腹脹(は)れて死するなり。早く養性(ようじょう)をせよ。白朮(びゃくじゅつ)、茯苓(ぶくりょう)、陳皮(ちんぴ)、桂心(けいしん)よし。

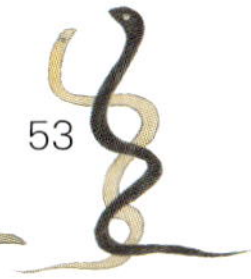
53

この虫起これば、人汗を垂らす。身冷ゆれば、この虫治まるなり。

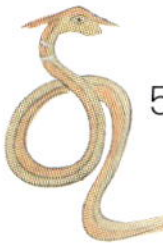
54

積虫(しゃくちゅう)とこれをいう。筋(すじ)を齧(かぶ)る虫なり。然るは中風あり。人、この虫の業(わざ)なり。陳皮(ちんぴ)・大黄(だいおう)・人参(にんじん)よし。

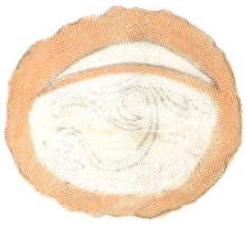
55

余り人陰(いん)を犯せば、陰血(いんけつ)に虫入りて病起こりて死す。腎一臓みな破るるなり。この病、「腎冷(じんれい)」という病なり。人参(にんじん)、当帰(とうき)、細辛(さいしん)、木香(もっこう)、船底草(ふなばらそう)よし。

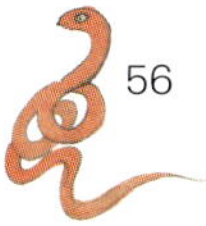
56

笠虫(かさむし)とこれをいう。大熱(おおねつ)の人にある。いかにも塩(しお)、曽(そ)［味噌］の薄き物を好む。干姜(かんきょう)［乾姜］、胡椒(こしょう)よし。

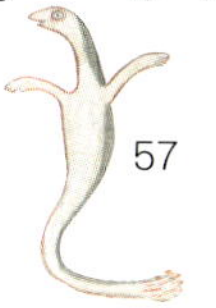
57

肝虫(かんむし)、大悪虫(だいあくちゅう)なり。辛き物を好む。背骨を齧(かぶ)る虫なり。この虫、人にあれば「ソリ」という病を出す。木香(もっこう)、白朮(びゃくじゅつ)にて平癒す。

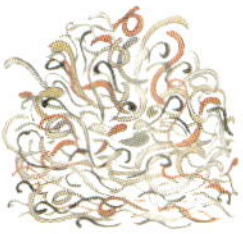
58

九虫(きゅうちゅう)、五色あり。虫聚(あつ)まりて、腹中にして生(しょう)ずとす。この中より、また悪虫出来(いでく)るなり。

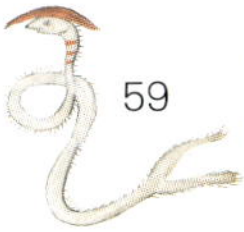
59

この虫、脾の臓にありて、食物を受けず。または、受けぬ人の色を失ない、痩(や)せつ肥(こ)えつある人、この虫の業(わざ)なり。笠を頭に着て、身に赤き毛生えたり。阿魏(あぎ)と莪朮(がじゅつ)と服して平癒す。

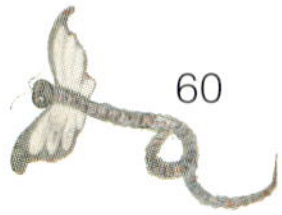
60

この虫入(はい)る物なり。人の腰の辺(へん)にありて、身を悩ます。腹壊(こわ)り、汗垂(た)り、胸元苦しく、虫酸(むしず)走り、吐逆(とぎゃく)する病なり。木香(もっこう)、甘草(かんぞう)服して平癒す。

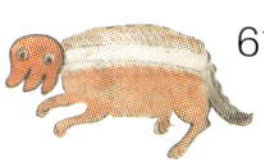
61

気積(きしゃく)これなり。色赤く黒し。油気(あぶらけ)を好んで食とす。食物に魚鳥を食せざれば、飯(めし)ばかりは、さのみ食わず。精色ばかりになれは必ず死す。この虫起こる病なり。虎の腸(はら)食いて、この病消ずるなり。

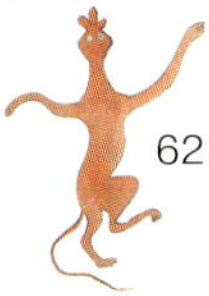
62

この虫、脾の臓にありて人を悩ます。肝(かん)に掻(か)き付く時、人傷暑(しょうしょ)するなり。この虫、筋を掴(つか)めば、頭打ちて目舞(めま)い、身火照(ほとう)るなり。木香(もっこう)、大黄(だいおう)を服してこの虫消ずるあり。

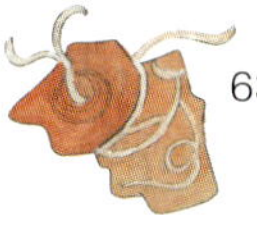
63

この病、悪血(おけつ)集まりて必ずこれなり。この病、身にあれば腹堅く、身持ち苦しく、伏すこと叶わず、息少なく無し。これ「犬病」というものなり。苦参(くじん)、大黄(だいおう)を服してよきなり。

スタマック・モンスター大集合!

長野 仁

1 ハラノムシはナニモノか?

①モンスターは実在した

九州国立博物館といえば、キモカワイィ〜のハラノムシ。いつのまにやら、きゅーはくの主役?の座を射止めてしまった彼奴《きやつ》らは、いったいナニモノでしょう。自然界を飛びかい這《は》いまわる昆虫《インセクト》でしょうか。いつくかは昆虫のようにも見えますが、そうではありません。では、人間の体内に巣くう寄生虫《パラサイト》でしょうか。いくつかは実在の寄生虫と考えられますが、大半はそうではありません。彼奴らは、虫メガネも顕微鏡もない戦国時代の人々がイメージした、人間の心と体を支配する病魔《びょうま》(モンスター)なのです。

現に国語辞典を引いてみると、だいたいハラノムシには二つの意味が示されています。一番目は蛔虫《かいちゅう》など本当の寄生虫ですが、二番目には「昔、人間の気分を支配すると考えられた、腹の中の虫」とあり、「腹の虫が収まらない」「腹の虫が承知しない」が「自然と腹が立って来るのを押さえることが出来ない」ことだと説明されています。

ここで注意しなければならないのは、彼奴らは「イメージ」として「考えられていた」、単なる想像上の産物ではなく、当時の誰しもが本当に実在すると信じていたことです。それが証拠に、彼奴らが満載されている本は、『針聞書《はりききがき》』という歴《れっき》とした医学書です。つまり、庶民からすればエリート階級に属するお医者さまが、鍼《はり》の刺し方や薬の合わせ方に工夫を凝らし、真剣に対峙する手ごわい魔物だったということです。『針聞書』の著者は、明治維新までは「鍼立《はりたて》」と呼ばれていた鍼治療を得意とする医者です。ときどき、心霊・超能力・超常現象といったオカルト研究に没頭している新進気鋭の医科学者がメディアに登場しますが、それの戦国時代版と喩えてみれば、著者の意識や著述の意図が腑に落ちるかも知れません。

②ハラとは何か

ということで「腑《ふ》」の話。ハラノムシというぐらいですから、おおむね彼奴らは「腹」を棲家《すみか》としています。この場合、腹といってもヘソのある腹だけではなく、胸と腹を合わせた胴体の前面を意味します。胴体は内臓を収めるところで、内臓は「ハラワタ」ともいいます。「ワタ」は漢字で「腸」、腸には赤い「小腸」と白い「大腸」があります。お布団《ふとん》や袢纏《はんてん》、ぬいぐるみなどには綿を詰めますが、やはり「ワタ」です。ワタには詰め物という意味もあるのです。『解体新書』を翻訳した杉田玄白の時代、解剖は「腑分《ふわ》け」と言われました。「腑」の代表は「胃の腑」すなわち「胃袋」です。フ＋ワタ＋ワタ＝胃袋＋小腸＋大腸。すなわち、飲食物を処理する消化管が腹筋《ふっきん》に面した内臓であり、人でも獣でも魚でも、腹を切り開くとまっさきに見えてくる詰め物です。

ちなみに、詰め物には二重の意味があります。六腑は袋状か管状で、専門的には中空性臓器といわれます。チューブを消化液・飲食物・排泄物が流動すると、チューブ自体は膨張します。つまり、内部に詰め込む働きがワタの第一義です。ソーセージはその性質を活用した加工食品です。そして、内部にものを詰め込んだ六腑は、腹を膨張させます。「満腹でおなかがはじけそう」、「空腹でおなかとせなかがくっつきそう」と口にしますが、外部を押し広げる働きが第二義です。

さて、東洋医学では古来より、内臓の数は「五臓六腑」であると考えられてきました。消化管は腑のうちの三つで、残る三つは胆嚢《たんのう》と膀胱《ぼうこう》と三焦《さんしょう》です。三焦が何に相当するか諸説

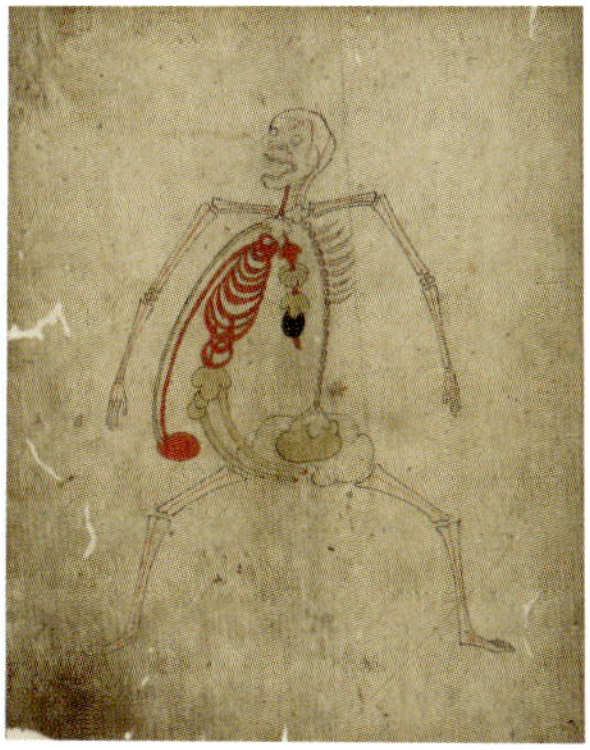
図１

ありますが、いちおうリンパ系とみなします。「六腑」は体壁寄りの表側の内臓、そして「五臓」は六腑というワタに包まれ奥のほうに位置する内臓ということになります。五臓六腑については第6章で詳しく述べますが、『針聞書』の中に骸骨《がいこつ》が内臓をブラ下げている挿絵があります（図１）。

背骨に隣接する串ダンゴのようなものが五臓、大きく張り出したスプリングのようなものが六腑です。上から肺・心・肝・脾・腎の順で描かれている五臓は、飲食物と排泄物を請け負う六腑とは好対照に、生命エネルギーの気《き》・血《けつ》・精《せい》を、さらには神《しん》と呼ばれる心《こころ》の根源をも取り扱っています。

ハラノムシは寄生虫そのものではありませんが、イメージの源泉として最も活用されたのは確かです。ハラノムシの「ハラ」は、寄生虫の多くが棲息する消化管（胃腸）に代表される六腑のことであり、その奥に鎮座する五臓であり、内臓が収まる胴体の前面ということになります。胃はスタマック、腹もスタマックと訳されます（カタカナ表記としてはストマックのほうが一般的かも知れませんが、高岡英夫氏の著書『丹田・肚・スタマック』のタイトルから援用しました）。それで、スタマックを胴体前面と拡大解釈し、インセクトでもパラサイトでもないハラノムシをスタマック・モンスターと訳してみることにしました。略してスタ・モン、とりつかれた人が「すったもんだ」する様子とかぶる造語（和製英語）です。

③心身一如《しんしんいちにょ》とスタマック・モンスター

本心とは「裏腹」に、ついつい「腹を探り」だす。はじめは「腹に収め」ていたが、だんだん「腹が立」ってきて、「腹に据《す》えかね」爆発寸前、とうとう「腸《はらわた》が煮えくり返る」。二人の喧嘩の仲裁は「腹の据わ」った大人物。原因を作った当

人は「断腸の思い」で謝罪する。日本語には「腹」や「腸」のつく言葉がたくさんありますが、こう並べてみると、意識《こ》状態《ころ》と身体感覚《からだ》が一体不可分《ひとつ》だということが分かります。これを「心身一如」といいます。

心身一如を実現するのは五臓の働きです。東洋医学では、心《こころ》は脳ミソに一局集中するのではなく、五等分して五臓に分散すると考えられてきました。第7章のハラノムシ・マップを見れば一目瞭然ですが、彼奴らのおよそ半数は五臓に棲息しているのです。すなわち、彼奴らは心と体の隙間《すきま》に侵入し、はじめのうちは神を操って抑えきれない感情や欲望を掻《か》き立て、気・血・精を乱して思いもよらぬ行動や症状を引き起こし、やがてついには本当の病気に陥れ、ひどい場合はとりついた人を死なせてしまうのです。

2 ハラノムシの医学史

①ハラノムシは一四一八年デビュー

ハラノムシをスタマック・モンスターと位置づけたところで、室町時代から戦国時代にかけての医療・医学の状況をふりかえってみましょう。昭和の医史学界を牽引した服部敏良《はっとりとしろう》博士は、当時の特徴の一つにムシを挙げています。少し長くなりますが、重要な指摘ですので引用しておきます。

> 古代のシナでは三尸と称する虫が人の腹の中にすみ、庚申の日、天に上って司命の神に人の罪状をつげ、人の寿命を減らさしめるものと考えられていた。この三尸を除く方法として神丹や丹砂を服用するとよいと言われていた。
>
> しかし、一般の人々は、庚申の日に人の眠っている間に、三尸が身体を抜け出し天に上るものと考え、一晩中寝ずの番をして三尸の天に上らぬことを考えていた。
>
> このような風習がわが国にも伝わり、平安時代には庚申の夜、宮廷の女官達が一夜中貝合せや歌合せに興じて夜明しをしていたことが『栄華物語』にも記されている。
>
> もちろん、三尸などと言う虫が実在する筈もなく、『抱朴子』にも「吾も亦未だ此事の有無を審にせず」と称しているように、魂霊・鬼神の類で、人間が想像した観念的存在に過ぎない。
>
> しかし、平安朝以来、この虫の観念が深く人心にくいこみ、人々は腹中に虫がいるものと信じていた。もちろん、この虫と蛔虫その他の腸内寄生虫とは、異なるものと考えていたことは『蔭涼軒日録』の記事によっても知り得る。ところが南北朝時代に入るといつのまにか、この虫が実在するように信じられ、腹痛や腹部の病気の原因が、すべてこの虫の故であると考えられるようになった。従来、全く観念的なものとされていた虫が、この時代にはあたかも実在するかのごとくに思われ、これが腹部の病気の原因となった。もちろん、腹部の病気と言ってもすべてをさすのではなく、主に腹痛のごとき特殊な病気をさし、いつのまにやら、これらの病気が「虫」と呼ばれるようになり、さらに、腹部の病気の多くが、このように呼ばれたのであろう。あたかも平安時代の「もののけ」と同じような経過をたどったのである。
>
> このように「虫」と言う病気は、一般の人々によって

つくり出された病気のため、当時の医書に記載される筈もない。「虫」と言う病気がはじめて出てくるのは、『康富記』応永二十五年十月八日条の記事である。

『康富記』『満済准后日記』には、しばしば記されているにもかかわらず、『看聞御記』に記載が少ないのも、宮家なるが故に、こうした病気の認識が十分でなかったためであろう。

「虫」と言う病気が、どんな症状を呈したかは明らかでない。日記類にも単に「虫」「虫所労」「虫腹症」と記しているのみである。当時の人々の医学知識では腹内臓器と言えば五臓六腑を言うのみで、これらの機能などを知る筈もなく、従って下痢症・赤痢・霍乱・黄疸・石淋などのごとく従来からの病気以外の腹部の病気は、ほとんど「虫」と言う病名で表現されるに至ったのであろう。


（『室町時代安土桃山時代医学史の研究』）


ということは、ハラノムシの形態・病状・治療法までを網羅的に掲載する『針聞書』はとても珍しく、医学史上、文化史上、たいへん貴重な史料であることが分かります。

『康富記』は、権大外記という役職（宮廷の記録役）にあった中原康富（一四〇〇～五七）の日記で、虫の病気がはじめて記録された応永二十五年は西暦一四一八年にあたります。

『満済准后日記』は、醍醐三宝院門主の満済（一三八七～一四三五）の日記で、永享六年（一四三四）六月八日条に「虫気」の記述がみられます。このときは、銀閣寺で有名な八代将軍・足利義政（一四三五～九〇）の計らいで、唐人医師が満済の治療にあたりました。中国人の医師は、両手首の脈拍の変動からあらゆる病気をみたてる脈診法によって、日本の「虫気」を、「肝」の「怒気」が「虚熱」を招き、「肺」の「気」が「欠」して「脾胃」が「弱」り、「飲食少味（味覚の減少）」になったと診断し、「六君子湯《りっくんしとう》」を処方しています。

六君子湯は消化器と呼吸器を強めて水分代謝を改善する目的で、人参《にんじん》・伏苓《ぶくりょう》・白朮《びゃくじゅつ》・陳皮《ちんぴ》・半夏《はんげ》・甘草《かんぞう》を調合したものですが、半夏（ドクダミ科の多年草）以外の五つは『針聞書』で使われている薬物ばかりです。どの虫にどの薬かは、図鑑の治療法と第8章をご覧いただきたいのですが、診断において本場中国の医師にはハラノムシなんぞまったく眼中になかったにもかかわらず、いざ治療の段になると同じ薬物が用いられる。これはとても興味深いことだと思います。

『蔭凉軒日録』は、京都の相国寺・鹿苑院・蔭凉軒の公用日記といわれ、永享七年（一四三五）から明応二年（一四九三）にわたるもので、著者の一人に亀泉集証がいます。集証は延徳二年（一四九〇）五月六日ごろから虫病に悩み、松井正済らの治療を受け、十日に七～八寸の赤虫を二匹、五～六寸の虫を一匹吐き、翌十一日にも七～八寸の虫を口から吐き、十八日に平癒したとあります。この症例はまぎれもない蛔虫症で、日記には具体的な薬方と呪法が記されています。

（イ）虫薬方甘草散　甘草一分、トクマクリ五両、黄蘗五両、桃花米　米糠二両。

―文明十八年（一四八六）四月末条―

（ロ）大唐米并野豆熬レ為レ粉、自二今日一服レ之、蓋虫薬最上也。

―文明十九（長享元）年（一四八七）十月二十一日条―

（ハ）等持云、降伏腹虫秘呪有レ之、為レ符飲レ之。則腹虫立降下、養虫庵識レ之、彼咒、我亦伝レ之云々。

—長享二年（一四八八）二月十二日条—

「養虫庵」と自虐的に号するぐらいですから、集証はよほどたくさんの蛔虫を腹の中で飼育していたに違いありませんが、これによって当時の人々もパラサイトとスタマック・モンスターとを別物と認識していたことが窺われます。また、興味深いのは、熬《い》った野豆を最上の薬の一つとしている点で、『針聞書』でも野豆は「陽の亀積」の呪法と「桂積」の治療で用いられています。

② 一五八五年の亀積《かめしやく》事件

記録上のハラノムシ・デビューから百五十年あまり、天正十三年（一五八五）に奇怪な事件が起こりました。

信長の重臣で、のち秀吉を擁護し天下統一に寄与した丹羽長秀（一五三五〜八五）が、その年の四月に「積聚之病《しやくじゆのやまい》」を苦に割腹自殺した。享年五十一歳、火葬のあと灰の中から手《こ》拳大《ぶしだい》の石亀のような積聚が焼けずに出てきた。クチバシは曲がり尖って鳥のようであり、甲羅には長秀のつけた刀傷がついている。秀吉は重臣の自害を無駄にせぬよう、研究材料として医家の竹田法印に与えた。

一般的には、四月十六日に胃癌で命を落としたとされる丹羽長秀の末期《まつご》を、こんなエピソードとして伝承している文献があります。平戸藩主・松浦静山《まつらせいざん》（一七六〇〜一八四一）の随筆『甲子夜話続編《かつしやわぞくへん》』です（この本には元亀十三年とありますが、正しくは天正十三年です）。この記事を『秀吉譜』に発見した静山は、亀積の実物をどうしても見たくなり、自邸に出入りしている竹田法印の子孫・公豊《きんとよ》の門人に依頼し、何とか「積虫」の模図とそれを入れた箱だけを借り出せたというのです。

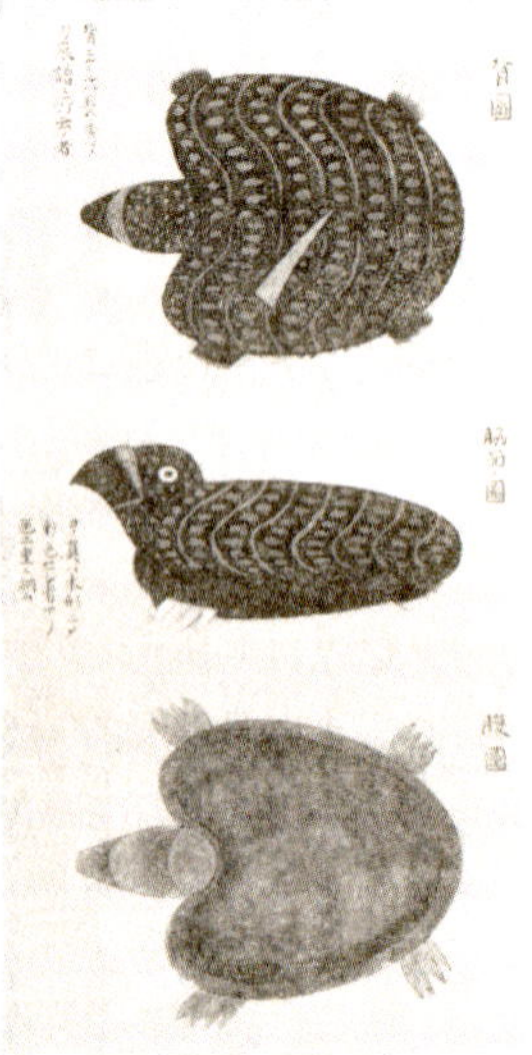

図2

内箱と外箱には、『秀吉譜』とは多少異なる状況が綴られていました。

相違点は二点あります。一つは、亀積は火葬後に焼けずに出てきたのではなく、短刀で割腹した長秀が虫を取り出して死にいたったという点。もう一つは、秀吉は侍医らに亀積を殺すよう命じ、スッポンのように歩き回る「積虫」（図2）に投薬させたが余計に暴れだした。そこで竹田法印にバトンタッチしたところ、一匙でしとめてしまった。その功をたたえ、積虫の死骸を竹田法印に与えたという点。また、長秀の腹痛のありようを「しきりに肉をもたぐるようにしける」と生々しく記しています。

長秀の死因には、織田氏をないがしろにする秀吉のふるまいを見て、信長の恩義に応えることができなかったことを悔いて割腹自殺したという異説もあります。亀積事件はこの異説との関係が深そうですが、事の真相は今後の研究に委ねたいと思います。

戦国武将と高級医官たちを巻き込んだこの事件簿をみる限り、ハラノムシは単に頭の中で観念されただけではなく、確かに体の中に実在していたに違いありません。

3　乱世の蟲師《むしし》・茨木元行《いばらきげんぎょう》

①編者・茨木二介

前置きがかなり長くなりましたが、いよいよ本題です。織田信長が幕府再興をもくろむ足利義昭《あしかがよしあき》を利用して、念願の上洛を果たしたのは永禄十一年（一五六八）九月二十六日のことです。結果、義昭は第十五代将軍に君臨しましたが、次第に信長と仲たがいし、五年後の天正元年（一五七三）、二度目の挙兵後に京の都から追い払われ、室町幕府は滅亡しました。

日本史上、信長の上洛は中世と近世とを区切るできごとと位置づけられますが、『針聞書《はりききがき》』はその半月後、激動のさなかに編まれました。書名のとおり、日本の伝統医療として現在まで命脈を保っている鍼《はり》治療の教本なのですが、その特徴は周知のように紙数の約半分を費やして六十三種ものハラノムシを描いていることです。

『針聞書』の編者は、茨木二介《にすけ》という人物です。巻末の奥書を示します（図3）。

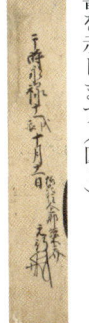

図3

摂州住人上郡　茨木二介

于時永禄十一戊辰十月十一日　元行〔花押〕

これによって、彼は元行《げんぎょう》と号していたことが分かります。花押《かおう》は、書判《かきはん》ともいわれる署名の下に書くオリジナルのサインのこと。この花押にはニセモノ感が漂っておらず、『針聞書』は元行の肉筆本、すなわち永禄十一年の写本とみて話を進めます。

「聞書」というわけですから、元行が師匠筋から教わった知識が綴《つづ》られていると考えるのが自然でしょう。とすれば、情報ソースは筆写年より数十年は遡ることになります。

居住地として記されている摂州《せっしゅう》・上郡《かみぐん》は、現在の大阪府茨木市付近です。ようするに、茨木村の二介氏は、鍼師の元行先生として活躍していたのです。私が郷土史を調べた範囲では、同姓同名の人物を検出できませんでしたが、地名を苗字として当地を支配した地侍の一族ではないかと推測されます。

実は、茨木二介の書物が『針聞書』のほかにもう一冊、今に伝わっています。社団法人北里研究所・北里柴三郎記念室の所蔵する『今新流鍼法伝書』です。やはり鍼治療の教本で、奥書には次のようにあります（図4）。

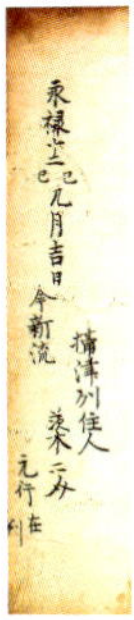
図4

摂津州住人

永禄十二己巳九月吉日

今新流　茨木二介

元行〔在判〕

『針聞書』をまとめた翌年（一五六九）には、だいぶ実力と自信をつけたようで、今新流《きんしんりゅう》の開祖・茨木元行として、教わる側から教える側となり、世に打って出たことが見てとれます。この本は元行の肉筆本ではなく、四回転写を繰り返した寛文二年（一六六二）の写本なので、花押は〔在判〕と省略されています。

この本が縁《ゆかり》のある北里研究所に寄贈されたのが二〇〇一年

(この本を所持していた橋本家と北里家は江戸時代から縁戚関係です)、修補をへて公開されたのは二〇〇三年。『針聞書』が古書店を介して九州国立博物館に入庫したのが二〇〇三年、公開されたのが二〇〇五年。全く別々に秘蔵されてきた兄弟関係の本が、二十一世紀に偶然再会を果たしたのです。

②蟲師と鍼師

奇妙奇天烈なハラノムシどもを、現代人の感覚でどう捉えたら釈然とするのか、しばらく悩みました。そこで、第1章では「科学的オカルト研究の戦国時代版」という喩えを出してみましたが、漆原友紀の人気マンガ『蟲師《むしし》』の「蟲《むし》」もかなり近似値にあるように思えます。

およそ遠しとされしもの
下等で奇怪
見慣れた動植物とはまるで違うとおぼしきモノ達
それら異形の一群をヒトは古くから畏れを含み
いつしか総じて「蟲」と呼んだ

第一巻冒頭のフレーズは、ハラノムシを理解する上でとても参考になります。六十三種のうち、実際の寄生虫に該当すると思われるのは十分の一ほどに過ぎません。かつて、さだまさしの「虫くだしのララバイ」、高田渡《わたる》の「シラミの旅」なんていう名曲(迷曲?)がヒットしたように、高度成長期までの日本人の体内には、カイチュウ・サナダムシ・ギョウチュウといった寄生虫はウヨウヨしていたし、体表にたかるノミやシラミといった昆虫もごく普通の存在でした。まして近代以前においてをや、寄生虫を伴う排便など日常茶飯事で珍しくも何ともなかったのです。

洋の東西を問わず、歴史書が重大な事件や特別な記念日の累積からなるように、医学書も珍しい病気や特別な症例を好む傾向があります。すでに指摘したように、『針聞書』のハラノムシの大半は、パラサイトでもインセクトでもない、日本人の心性が要求し、日本の風土が許容した(よって中国人の医師には認知できなかった)スタマック・モンスターなのです。

日ごろ茨木村を統治する役目の二介氏は、ひとたび主君の命が下れば地侍として戦場に向かい、時には鍼師の元行先生として病苦を救い、また「蟲師」としてハラノムシの引き起こす珍しい病態を観察し、先師から伝授された秘法で対処した。マンガを援用すれば、彼のライフ・スタイルはこんな感じでしょう。

丹羽長秀の亀積事件は、『針聞書』の十七年後、『今新流鍼法伝書』の十六年後のことで、今新流開祖として円熟味を増してきたころでしょう。第5章で述べるように、入江流は『針聞書』と流儀の源を一にし、開祖の入江《いりえ》頼明《よりあき》は「中務少《なかつかさすない》輔《すけ》」という官職を与えられていました。もし元行が「鍼師(鍼立)」として名を挙げて、秀吉の侍医を仰せつかるようなチャンスをものにしていたなら、きっと現場に招聘され、「蟲師」の本領を発揮したのではないかと夢想してしまいます(頼明の師事した園田道保は秀吉の侍医でした)。

③官医の零落・民間医の台頭

とはいえ、さきほどの『康富記』の嘉吉二年(一四四二)十月十五日の条には、鍼治療にまつわる面白いエピソードがあります。要約すれば、次のようです。

称光天皇の玉体に腫物ができ、丹波頼豊《たんばのよりとよ》・竹田周防《たけだすおう》ら官医が拝診し、腰上の癰《よう》と診断された。担当となった腫物医師の久阿《くあ》が処置なしと辞退したので、協議の結果、畠山管領のもとにいる下郷《しもごう》という民間医が鍼を立て、みごと平癒せしめたので褒美をとらせた。

そして、中原康富は、「本道の医師中、当時、鍼の名誉なし、道の零落と言うべきかな」と嘆息したのである。以後、下郷は一躍有名になり、その年の十一月二十八日には阿闍梨の果隆を、翌年（一四四三）六月二十八日には再び天皇の御蚊触《おかぶれ》を治療した。

旧来の世襲制を墨守する官医が形骸化した知識と技術しか持たなくなっていくのとは正反対に、新興の民間医が積極的に見聞を広め必死で技術を磨いたのです。繰り返せば、下剋上（実力主義）の世へと移ろい行く中で、官医の苦手とする鍼の技を磨き、出世の道を切り開いたのは民間医たちです。

下級武士の一人と思われる茨木二介は、鍼を出世のスキルとして利用していたのかも知れません。ひいては、中国の医書にはみられない、したがって官医たち（竹田法印は別格として）が知りえないハラノムシの情報を集大成したのにも、同じ動機が働いていたようにも思われます。

4 「しゃく」が病気の代表格

①明治・大正・昭和の世

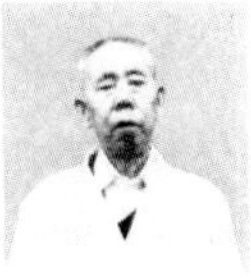
図５

明治に生まれ昭和の後半まで活躍した、嶋崎正輔という鍼師がいました（図５）。

嶋崎師の若かりし頃は、天然の生薬《しょうやく》をブレンドして体調を整える漢方、全身のツボを刺激して元気を甦らせる鍼灸・按摩という東洋の伝統医学が民間療法になりさがり、化学薬品や抗生物質で病原を撃退し、手術で患部を摘出する西洋の近代医学だけが正統と位置づけられた、医学の激変した時代でした。

幼少時に視力障害のハンディキャップを負った嶋崎師は、限られた職業の中から逆風にさらされている鍼の道を選び、生涯現役で患者の治療と伝統医学の復権に尽力されましたが、晩年の回顧録にとても興味深いことを書き残しておられます。

> 昔は病気といえば、腹痛が多かった。単的に言えば、病気とはつまり腹痛のことなのだ。この腹痛という、大らかないい方がいいのだ。私の経験では、はっきりといえる、痛みというものは、単なる信号ではない。病気の全体像だ。
>
> 昔は腹が痛くなければ、医者にかかる気は起さなかった。つまり腹が痛くなければ、病気になったとは思わない。痛いということにも程度がある。又我慢強いひとと、意気地ないひととでも差が出てくる。古来腹痛の激しいものを「しゃく」とよんできた。しゃくが病気の代表格である。

私は平成に入ってから資格を取得したばかりの新参者です。嶋崎師は、私の曽祖父《ひいじいさん》の世代にあたる大先輩ですが、前向きに解釈すれば、鍼治療は逆風のおかげで江戸時代までの方法と大して変わることなく存続しました。江戸時代と地つづきの大正時代に弟子入りして資格を取り、五十年以上にわたって実地の経験を積んだ嶋崎師のことばには、『針聞書』という戦国時代の鍼治療の教本に、なぜ幾多のハラノムシを掲載する必要があったのかについて、別の回答が示されています。嶋崎師の確言にしたがえば、「病気」イコール「腹痛」イコール「しゃく」であり、戦国時代の鍼師は、「しゃく（積）」とハラノムシを同一視していたからです。

②平成の世

現在でも、鎮痛剤を内服しようが神経ブロックを注射しようが、痛みから解放されずに苦しんでいる患者さんが、ワラにもすがる思いで鍼治療を希望されるケースは実に多いのです。鍼灸院で対処する腹痛、特に急性症は皆無に等しく、頭痛・顎関節痛（筋緊張）、顔面神経痛・肋間神経痛（ヘルペス）、肩痛（五十肩）、手関節痛（腱鞘炎）、坐骨神経痛（椎間板ヘルニア）、膝痛（関節変形）、足底痛（足底腱膜炎）が多く、癌性疼痛、リウマチ性疼痛もあります。女性の場合、生理痛だけでなく子宮内膜症や子宮筋腫による腹痛も多いのです。平成の世となり、ムシの居所もずいぶん変わったのかもしれません。

私は「蟲師」志望ではありませんが、精密検査でも原因不明と診断される過敏性腸症候群や潰瘍性大腸炎の腹痛は、鍼師・鴻仁《こうじん》先生としては新手のムシの仕業と思えてなりません。

5『針聞書』の内訳と構成

①『針聞書』の内訳

この図鑑に載せたハラノムシのパートは『針聞書』の後半に置かれ、半分弱の分量を占めています。この本は袋とじで、紙の枚数では七十六枚、頁数にすると一五二頁となります。表1は、一五二頁の内訳を示したもので、AからJの十に分類しています。

便宜上、扁鵲新流・入江流・吉田流という名前を挙げましたが、すべて今新流よりも数十年後発の流派です。したがって、各流派が『針聞書』が下敷きにした教本から必要部分を流用したといったほうが正確でしょう。恐らく元行は、「A・E」と「C・F」を別々の師匠から学び、「D・H・I」は先行する図譜から模写したのだと思います。「B・G・J」は情報収集の苦労を物語っています。さきほどの『今新流鍼法伝書』は、のちに無紛《むぶん》流といわれる流儀をまとめた教本で、これには無紛から針得《しんとく》、針得から陽名坊《ようめいぼう》、陽名坊から元行へ伝わったと記されています。元行は、名だたる鍼師を訪ね回り、トレンドの技を身に付け、「今新」すなわち「最新鋭」と看板に掲げて教える身分となったのです。

元行が修得した最新鋭の技の一つが、無紛が創始者といわれる、金や銀の太い鍼を小槌でもって刺し入れる打鍼術《だしんじゅつ》です（図6、森ノ宮医療学園所蔵）。

打鍼術は、中国や朝鮮にはみられない日本独自の鍼の刺し方で、私はハラノムシ退治のために編み出されたテクニックだと考えています。マンガで喩えるなら、「蟲師」の使う「蟲ピン」に近いでしょうか。

②『針聞書』の構成

話を戻します。『針聞書』の内訳をAからJに十分類しましたが、これらは「鍼灸の治療と予後・診断」と「人体の病理と解剖・生理」に大別できます（表2）。ハラノムシの占めるウェイトがいかに大きいか、内訳の表よりも一目瞭然でしょう。すでに述べましたが、ハラノムシが宿るのはその名の通り腹部、広い意味では胴体で、胴体には内臓が納まっています。ハラノムシを満載する教本には体内の図や内臓の図は不可欠の要素、ということで全十七種も描かれているのでしょう。つまり、ハラノムシの棲息領域を視覚化しているわけです。

6 内景図の世界

『針聞書』の中でひときわ目を引くこの内景図は、煙蘿子《えんらし》という中国・後晋時代（九世紀末〜十世紀前半）の道教徒が描いたとされる図の系統に属するものです（図7）。人体を右側から透視した体内の想像図ですが、よくみると

A:1〜29	A：扁鵲新流（へんじゃくしんりゅう）の『鍼書』とほぼ同じ。97条の鍼のコツと、21条の吉凶判断（予後）。
B:30〜31	B：出典未詳。31項の秘伝の目録と、天水・地下（頭寒・足熱）の記号。
C:32〜46	C：入江流の治療法。病気に対するツボの組み合わせを示した15種の人体図。
D:47〜50	D：道教的な内景図（解剖図）1種と、仏教的な内景図2種。
E:51〜55	E：扁鵲新流の別伝。21条の鍼のコツ。
F:56〜68	F：入江流の91ヵ所のツボの一覧。名前・場所・効能・施術法を記す。
G:69〜72	G：出典未詳。内臓の病気についての5条と、五臓の寒熱論52条。
H:73〜136	H：吉田流などに引き継がれていく、ハラノムシ63種。
I:137〜150	I：仏教的な五臓六腑図11種、および内景図3種。
J:151, 152	J：薬物とツボの備忘録。

表1『針聞書』の内訳

鍼灸の治療と予後・診断	入江流		C:15図
			F:91穴
	未詳		J:備忘録
			B:31項·記号
	扁鵲新流		E:21条
			A:97条
		予後・診断	A:21条
	未詳		G:5条
			G:52条
人体の病理と解剖・生理			H:ハラノムシ 63種
	解剖・生理		D·I: 内景図（全体）6種 臓腑図（部分）11種

表2『針聞書』の構成

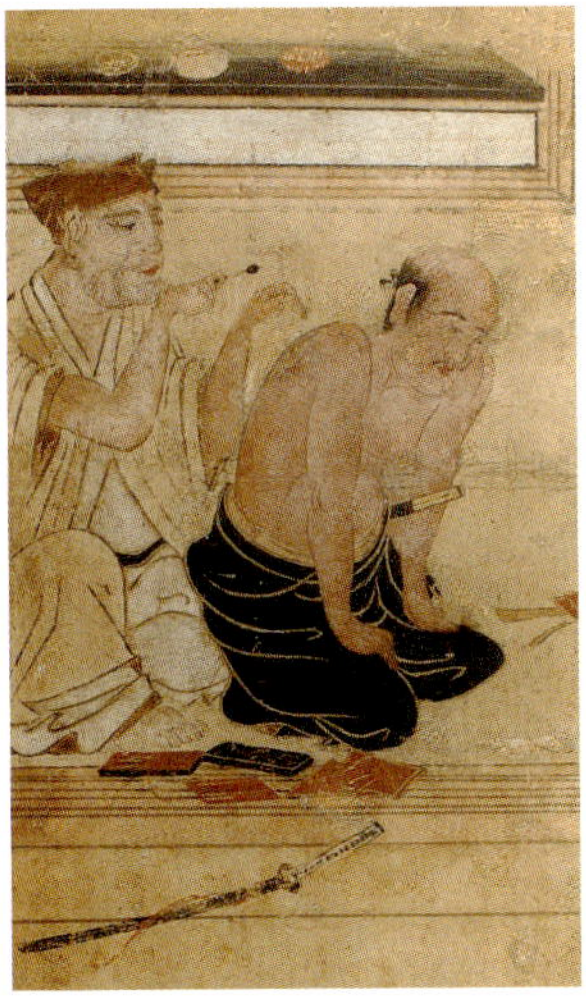

図6

鼎《かなえ》の中にスッポリ納まっていて、首のところが上蓋と容器の境界線になっています。蓋《ふた》の摘みが今にも襲いかかりそうな神獣、鼎の三脚がまっ赤な舌を出した獅子の顔で描かれています。この図は、ヒトとムシのせめぎあいを理解する上で重要ですから、私なりに分析しようと思います。

①聖なる鼎

線描された鼎は人体を守るバリア、あるいはパーソナルスペースを表現していると理解できます。この防衛線を突破したナニモノかによって、様々な病気が引き起こされます。「蝕《むしば》む」という言葉には、文字通り「虫が食《は》む」イメージが込められています。防衛線をかいくぐったのがムシであろうがなかろうが、「蝕む」が知らず知らずに病に冒され、取り返しのつかなくなった状態に広く用いられているのは意味深長といえましょう。

さて、胴の部分でたっぷりの食材がグツグツと煮込まれると、顔の部分にはかぐわしい匂いが立ちこめてきます。食材のエッセンスが「血」となって肉体を躍動させ、立ちこめる匂いが「気」となって意識を形成します。つまり、健《すこ》やかな体と康《やす》らかな心、聖なる鼎はすなわち「健康」そのものを表現しているわけです。

②神獣の摘み・取っ手の両手

頭上の神獣は、人間が目と耳から悪しき情報を拒むよう、鼻と口から汚れた空気と腐った飲食物が入らぬよう、臨戦体勢で門番をしています。くしゃみや咳をしたり、吐き出したりする生体の防御機構は神獣の働きと考えたのでしょう。

人間には眼瞼《まぶた》はありますが耳には蓋がないので、口の字型の取っ手として線描された両手が、耳の左右をガードしています。また、両手には物的・人的な身の危険をとっさに回避する能力が備わっています。蚊や蝿といった害虫を追っ払ったりもします。

図7

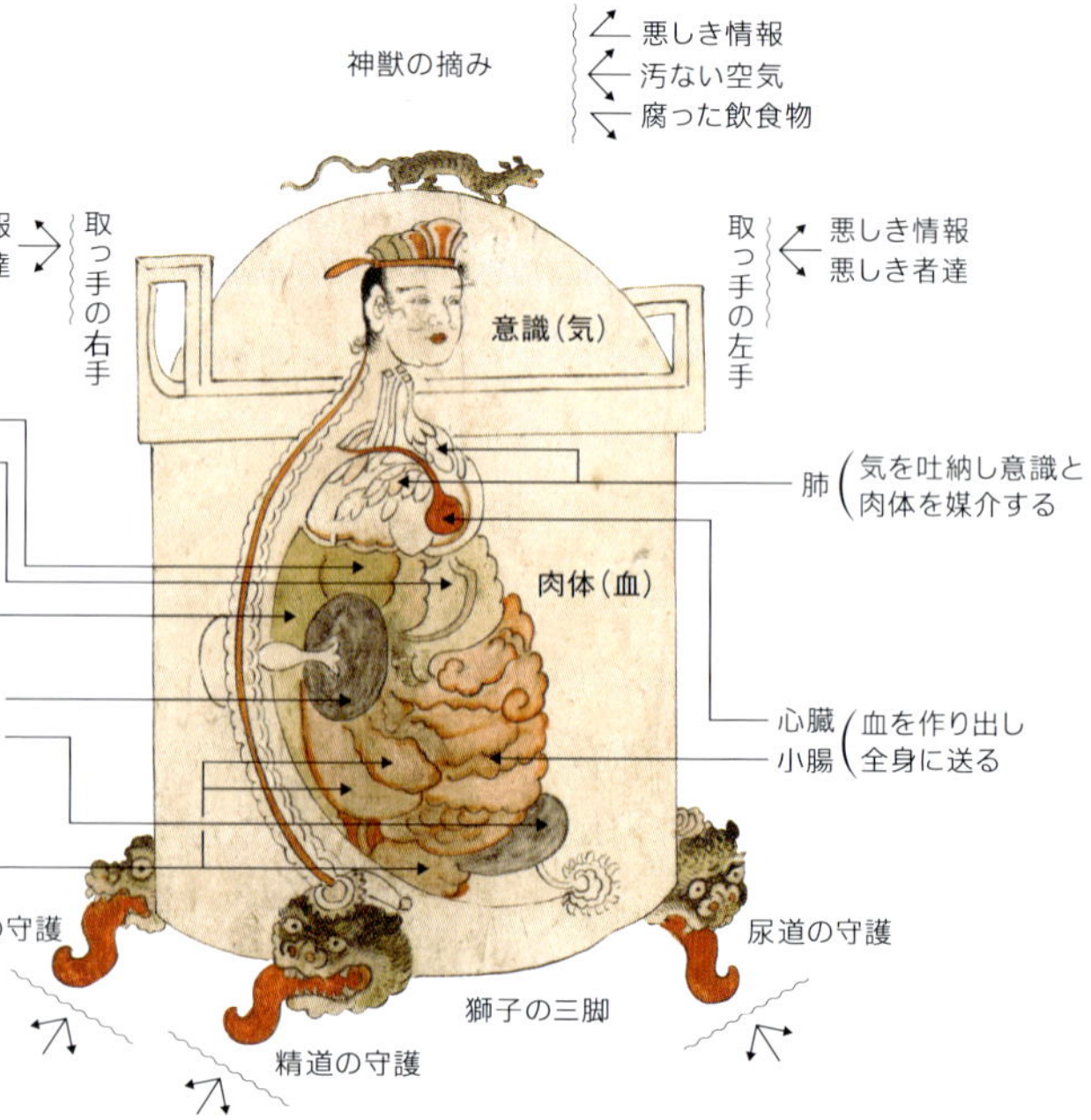

③獅子の三脚

そもそも「アッカンベー」は魔よけの行為ですから、三頭の獅子は陰部の開口部（男性は二つ、女性は三つ）から病魔が潜入せぬよう厳戒態勢で監視にあたっています。今でいうと免疫力に相当するものです。性病や胃腸病に罹《かか》るのは、獅子のパワー不足が引き金といえそうです。

④腎臓・膀胱

体内に目をやると、顔の大きさほどもある真っ黒な腎臓が目を引きます。腎臓は、両親から授かった生命力の源「精」を貯蔵する頑丈な内臓です。「精」が黒系色の神獣と獅子を養っています。「精」は水で清められて純度を保ち、汚水は下腹部にある真っ黒な膀胱から尿として排泄されます。洗浄システムの老朽化すなわち老化は、「精」を濁らせ、守護神を弱らせ、水にまつわる病を誘発し、やがては死にいたるのです。

⑤胃袋・脾臓・大腸

飲食物を消化するのは胃袋で、聖なる鼎は、じつは胃袋の投影あるいは化身と考えられます。胃袋でドロドロに溶解された飲食物は脾臓が分別し、エッセンスは小腸へ、残渣《ざんさ》は大腸へと送られます。

⑥小腸・心臓・肝臓

小腸は飲食物のエッセンスから血を作り出し、脾臓の力を借りて血を心臓へ持ち上げ、心臓は全身に血を送り届けます。余剰分《よじょうぶん》は肝臓にスタミナ源として蓄えられます。

⑦肺

清らかな大気を吸い込み、鬱積《うっせき》した邪気を吐き出します。鼎の中のグツグツの気泡として理解されます。意識と肉体を媒介し、鼎の内部を撹拌《かくはん》し、よどみない生命現象を維持するのです。

7 ハラノムシの生態系

図鑑を編集するにあたって、目で見て楽しめるよう、六十三種の順序を入れ替え、獣型・亀型・魚型・虫型・蛇型・顔面型・岩石型・混合型と、ビジュアルによって分類しなおしました。本来の順番は翻字のところで確認できるよう配慮しましたが、実は六十三種のムシどもは絶妙な生態系を形成していたのです。それを「ハラノムシ・マップ」に示しました（表3）。

①温床となる虫袋と血塊

まず、左縦の欄は総論です。人間は防御機構や免疫力を持っているにもかかわらず、誰しも「虫袋」という温床を持っている、戦国時代の鍼師（蟲師）はそう考えたようです。「虫袋」には「九虫」が巣食い、やがて「小児の虫」や「胸虫」のように多種多様なバリエーションのムシがわいてくる。「虫袋」は、空想上の産物で実在しませんが、当時の医者は「虫袋」は先天的なものであって摘出は無理と考え、せめてムシが成長する前にムシを下す予防措置を奨励しています。しかも「虫袋」だけが温床になるわけではありません。後天的にできる「積聚《しやくじゅ》」も温床といえます。後述の「積」「聚」の未分化の状態と考えられ、鳴き声を出します。ようするに腸鳴（グル音）ですが、空腹でもないのにおなかがゴロゴロ鳴り出すのは、ハラノムシが発生する前兆と考えたのでしょう。「血塊」にも四百匹の栗虫様のムシが巣くっていると考え、まず体内からおびき出し、屋外へと追っ払います。医学万能と思い込み

肺臓
心臓
胃袋
血
水
横隔膜
脾臓
肝臓
腎臓
子宮
性交
死
寸白
温床
10
11
58
30
24
1
7
14
18
31
2
6
15
46
48
51
56
32
21
52
27
49
3
8
35
59
62
33
38
4
9
22
42
57
28
37
44
5
25
29
41
47
60
61
40
39
17
13
16
55
53
50
34
19
63
54
12
20
36
23
43
45
26

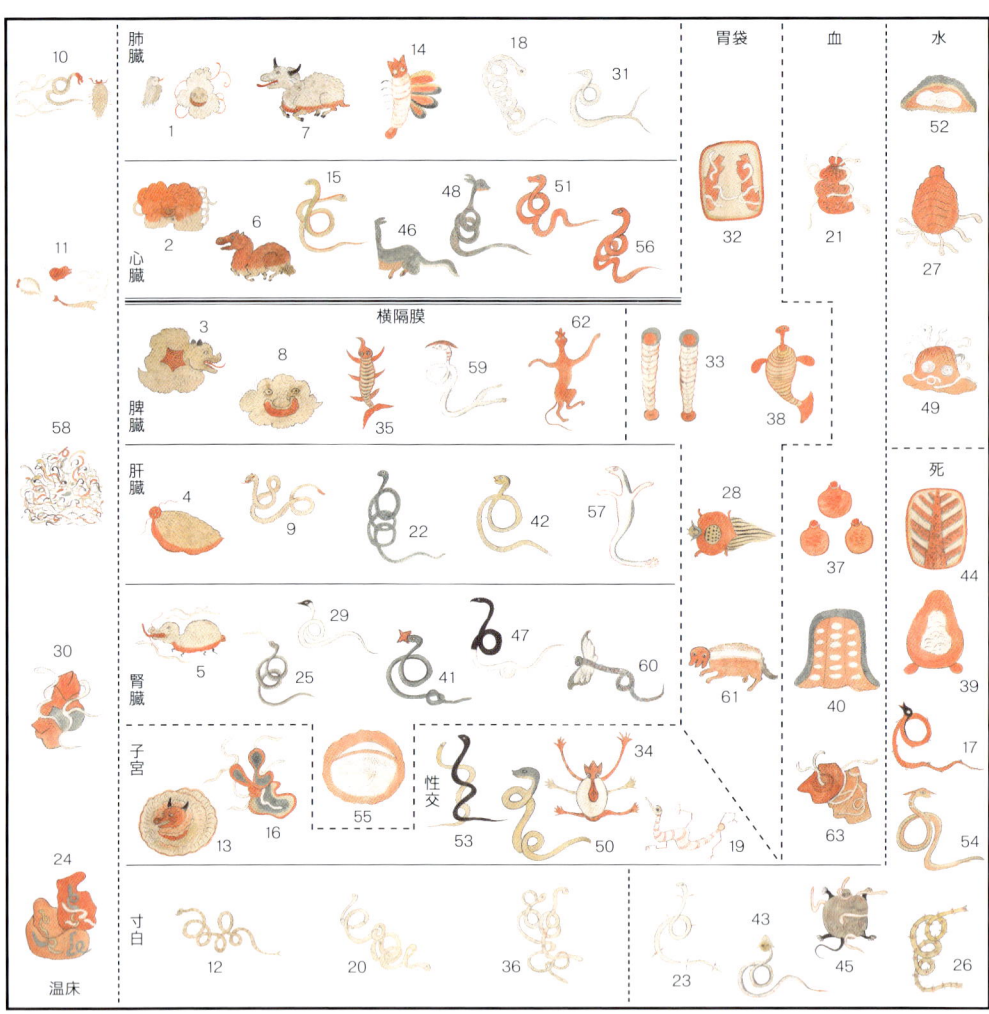

表3 ハラノムシ・マップ

がちな現代人より、悟りにも似た諦念《ていねん》から出発する先人の潔さを感じませんか。

②主役の積聚・脇役の各臓の虫

『針聞書』では、ハラノムシの主役は「積」と「聚」です。しかし、中国の医学古典では、「積聚」はハラノムシではなく腹部にできる病的な結塊に過ぎません。それを単なるデキモノではなく、感情を持って動き回る自立した生命体と捉えていたところに、日本人のムシに対する特別な心性が潜んでいるのです。

「積聚」は五臓六腑に生じた異変です。五臓は、胸には肺と心臓があり、横隔膜の直下に一体不可分の脾臓と胃袋がへばりつき、腹部に肝臓と腎臓がある。五臓を五行に置き換えると、上から下へ、金・火・土・木・水となります（表4）。表中の五臓と胃の図は、一三七～一四二頁に掲載されているものです。

体内での位置関係は縦に並びますが、五臓の病態が「積」として腹部の表層に投影される場合、ミゾオチが「心積＝伏梁」、ヘソが「脾積＝痞気」、シタバラが「腎積＝賁豚」、右ワキバラが「肺積＝息賁」、左ワキバラが「肝積＝肥気」、と十字型になります。ただし「肺積」は成長するにつれて右ワキバラから胸へと移動する性質を持ちます（表5）。雨雲のような「肺積」に覆われた人は、どんよりした曇空のようにこころが晴れず、悲しみにくれるようになり、雨の降るように涙を流すのです。雲は移ろうものだから、いつかは晴れるはずなのに、ところがこの雲には触手があって、絡みついたら微動だにしないのです。

ちなみに、五臓そのものを五色の鬼にみたてた〈五臓五鬼之図〉という狩野永納《かのうえいのう》（一六三一～九七）の掛軸が、武田科学振興財団杏雨書屋に収蔵されています（図8）。

日本人はブラックボックスの体内や不可解な病気を表現するさい、オニやムシといったモチーフを好んで用いた形跡が

表4

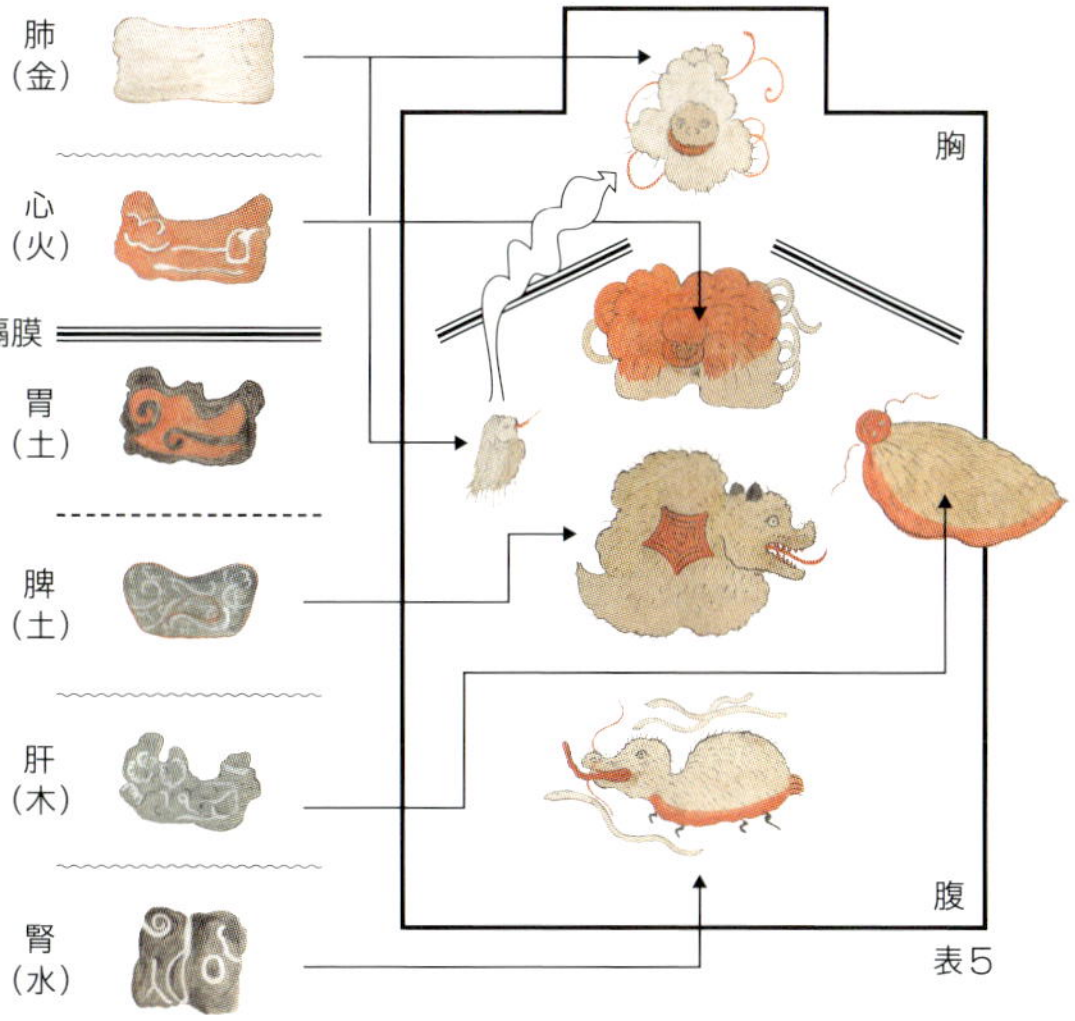

表5

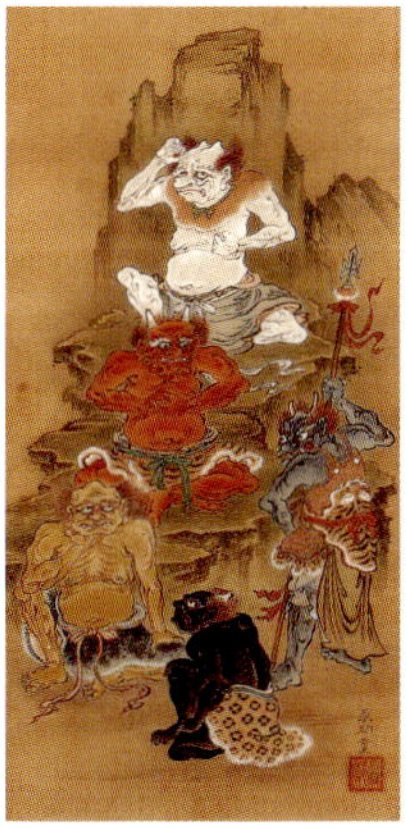

図8

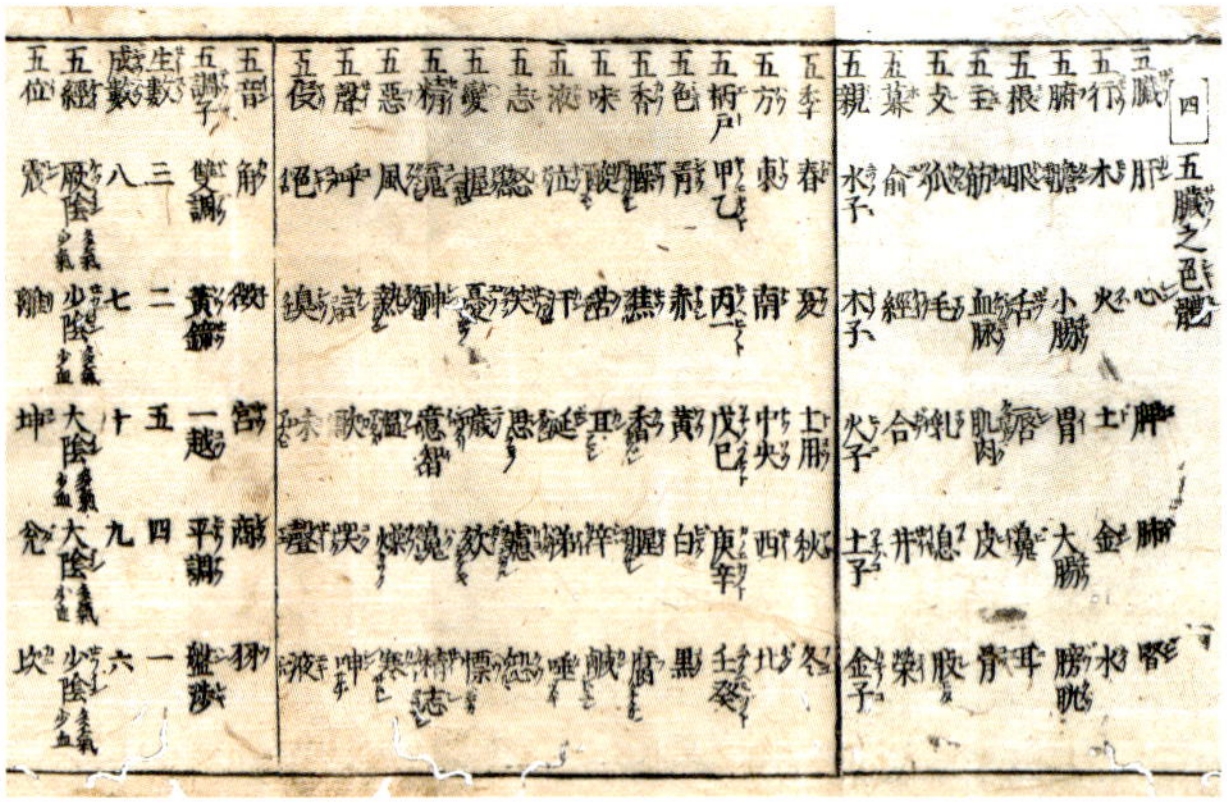

図9

窺われます。

「積」とコンビを組む双璧が「聚」で、「癇」という発作的な精神症状を来たします。ほんらい「六聚」あったらしいのですが、「腎臓の聚」ともう一種は載っていません。写されてから四百五十年近い歴史のどこかで、紙一枚分（二頁・二図）が欠落してしまったのでしょう。とすれば、現存六十三種に二種を加えた六十五種が本来の数ということになります。あるいは「五癇」ということばもみられるので、紙半枚分（一頁・一図）の欠落で、六十四種だったかも知れません。

五臓にはメインの「積」「聚」のほか、三種から六種のサブキャラが棲みつきます。肺のサブキャラは色が白くて、意識を飛ばしたり、落ち込ませたりさせます。心臓の連中は、テンションを上げる（熱・汗）のは赤、下げる（暗・冷）のは青黒で、症状と色が相関しています。脾臓の連中は、食べ物との結びつきが強く、熱とも関わります。肝臓の連中は、一様に目が鋭く凶悪な性質で、激烈な症状を出し、下手をすれば命に関わります。腎臓の連中は、蛇型の口が特徴的で、腰や腹に強い痛みを起こし、耳とも関わります。

「五積」と「六聚」の特徴や病状を理解する上で、欠くべからざる情報ソースがあります。それは「五臓の色体《しきたい》」と呼ばれる、なんでもかんでも五行に振り分けた一覧表です。図9（筆者蔵）は『鍼灸抜萃《しんきゅうばっすい》』（一六七六初刊）という江戸時代の一般的な鍼灸の教科書に載っているものです。例えば、下から二段目を右から左に眺めると「肺・金・大腸・鼻・皮・息……白・腥・辛・慮……」とあって、「肺積（息賁）」や「牛癇」の記述でみた漢字ばかりが並んでいますね。

③子宮と性交

腎臓に託された機能は、固体の維持と種の保存の二つです。「鬼胎」は更年期障害や子宮筋腫、「胞衣の血積」は後産の失敗で、ヒステリーや錯乱状態を引き起こします。「陰虫」と「蟯虫」は生殖器そのものと緊密で、「汗の虫」「風邪の虫」は性行為による全身状態と関わります。

④寸白

「寸白」「寸白虫」は、実在の寄生虫と重なりあう数少ないムシです。全長がやたら長く、節ごとに口（穴）があるというのは条虫（サナダムシ）の形態と一致します。ちなみに、陰嚢に逃げ込む性質をたくみに笑い話へと膨らませたのが、古今亭志ん生で有名な「疝気の虫」という落語です。

⑤胃と血

胃は、飲食物から摂取した栄養を五臓に配布する元締めで、内景図における聖なる鼎の原型でもあります。栄養は血となって全身をめぐります。肝臓・脾臓とも緊密で、食欲の増減、考えすぎ、しゃっくり、動けない、などの症状と関わります。「由虫」は「水」、「悪血」は「死」との境界に位置します。また、「気積」は鳥・魚・油（スタミナ）を欲して発情を促すので、「性交」との接点となります。

⑥水と死

内景図のところでも説明したように、水が濁ると死に近づきます。多くの臓腑を同時に蝕む「桂積」と「腸《はらわた》の虫」、不治の病を起こす「積虫」「尸虫」「小姓」「水腫」「脹満」、死体にまとわりつく「大酒の虫」「霍乱の虫」「陰の亀積」、こうした連中がグルーピングされます。

8 ハラノムシの治療法

①鍼治療

ハラノムシを治療法別にみていきましょう。「積」五種、「聚」四種と「寸白虫」「胸虫」「小児の虫」「鬼胎」の十三種が鍼治療です。つまり、鍼師の元行先生（あるいは彼の師匠）は、専門とする鍼治療で対処できるやつらから並べていき、それ以外の五十種は情報が得られた順に附け加えていったように思われます。鍼以外のところの順序に全く法則性が感じられない、無秩序《アナーキー》とさえいえるのは、そのためではないでしょうか。

ところで、Cの入江流の人体図には、「五積」と「六聚」に用いるツボを示したものが四点あります。図10は五積用の前後二図ですが、鍼治療で「口伝（口づてに教える）」とぼやかしてあったツボの選定に関わる情報が前半部に載っているわけで、『針聞書』が十分に練られた編集となっていることが垣間見られます。

ここで「鍼」と「針」についての豆知識。今の日本では、ツボ治療のハリだけを「鍼」と記し、その他もろもろ（注射・裁縫・釣・レコード）のハリは「針」と記しますが、昔はそれほど使い分けが厳密でなく、治療の場合でも画数の少なく書きやすい「針」を多用していました。この文中では今の通

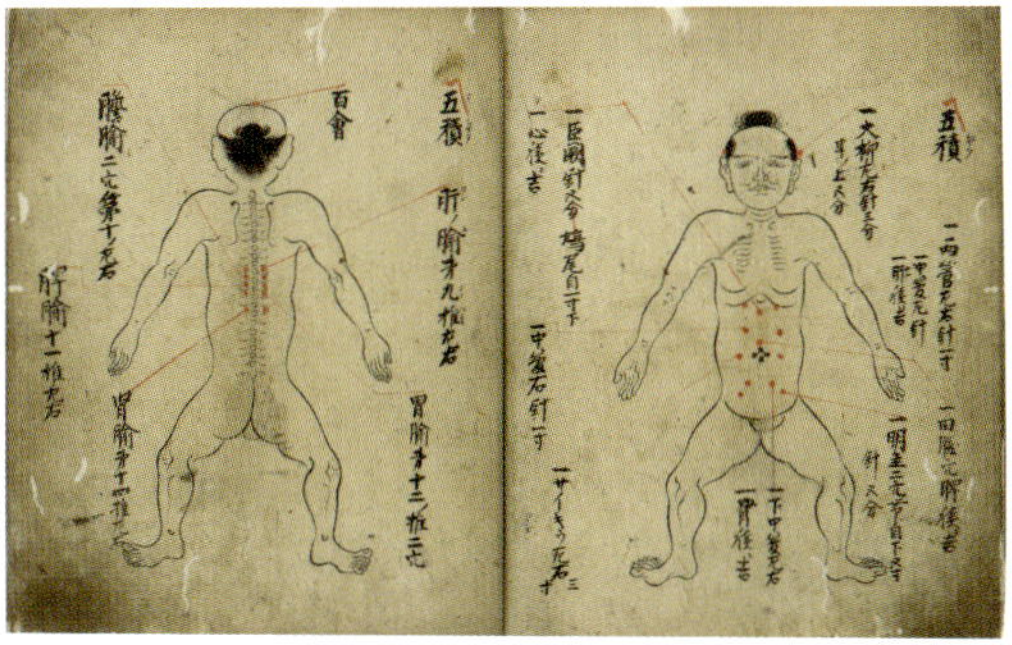

図10

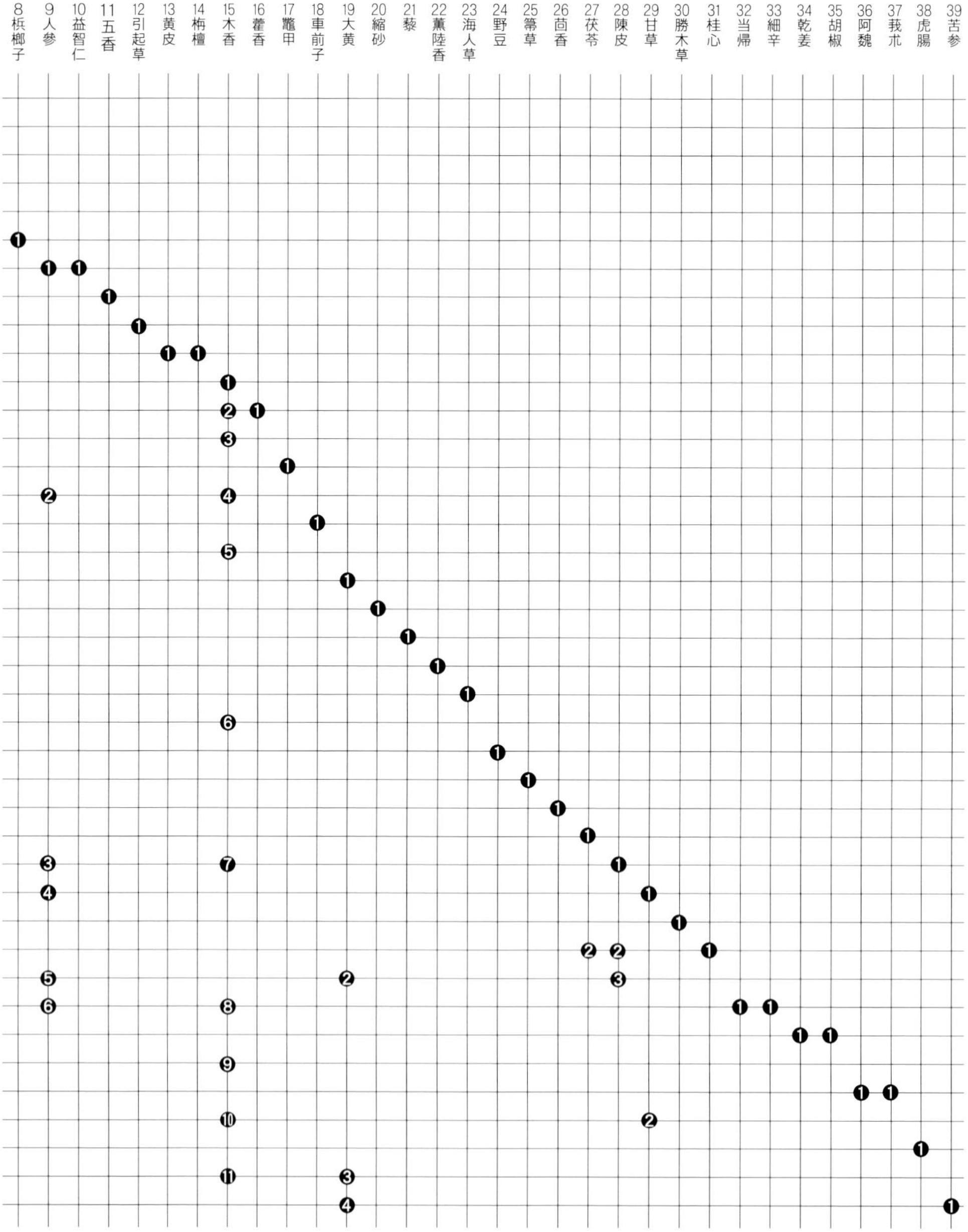
8 槟榔子
9 人参
10 益智仁
11 五香
12 引起草
13 黄皮
14 栴檀
15 木香
16 藿香
17 鼈甲
18 車前子
19 大黄
20 縮砂
21 藜
22 薫陸香
23 海人草
24 野豆
25 篳草
26 茴香
27 茯苓
28 陳皮
29 甘草
30 勝木草
31 桂心
32 当帰
33 細辛
34 乾姜
35 胡椒
36 阿魏
37 莪朮
38 虎腸
39 苦参
❶
❶ ❶
❶
❶
❶ ❶
❶
❷ ❶
❸
❶
❷ ❹
❶
❺
❶
❶
❶
❶
❶
❻
❶
❶
❶
❶
❸ ❼ ❶
❹ ❶
❶
❷ ❷ ❶
❺ ❷ ❸
❻ ❽ ❶ ❶
❶ ❶
❾
❶ ❶
❿ ❷
❶
⓫ ❸
❹ ❶

表6

例にしたがって「鍼」としましたが、『針聞書』は固有名詞なのでそのまま「針」としました。ただし、中華人民共和国では治療の場合も「針」を用いますので、来日した中国人や留学した日本人は「針」を用いるケースが多々あります。

②呪術など

「陽の亀積」「寸白虫」の二種が呪術で、「小姓」「蟯虫」「大酒の虫」「九虫」「陰気」「クッチの虫」の六種には治療法がみられません。「汗の虫」は自然治癒で、「陰虫」は鍼か薬か判断しかねます。

③薬物

残る四十種は、△△湯・□□散・○○丸といった既成の処方ではなく、単味から五味までを組み合わせた簡単な薬物治療となっています。使用されている薬物の一覧を示してみましょう（表6）。縦軸の虫も、横軸の薬物も収載順としてあります。食物である韮と野豆、入手困難な虎の腸を、いちおう薬物とカウントすると全部で三十九種の薬物が用いられています。

使用が複数回に及ぶものは八種あり（●印の数字が使用回数）、木香の十一回を筆頭に、白朮七回、人参六回、大黄四回、船底草と陳皮が各三回、茯苓と甘草が各二回となっていて、残る三十一種は一回だけの使用に止まっています。一虫一薬に近い感じです。

薬物の配合が最多なのは「腎冷の虫」の五味、次が「脹満」の四味、そして「虫袋」と「積虫」の各三味と続き、十四の虫が二味、残る二十二の虫が単味となっています。

ちなみに「気積」の「虎のハラワタ」ですが、当時の日本で虎の内臓を入手するのはほとんど無理だったはずです。つまり「好色《エロ》は死ぬまで治らない」というのがオチなのでしょう。また、「大酒の虫」に治療法がなく、死後も腹中にあるということは「酒豪《アルチュー》は死んでも治らない（来世に持ち越し）」という業を説いているように思われます。

		1 白朮	2 地黄	3 薄荷	4 呉茱萸	5 船底草	6 木通	7 韮
1	14 肺虫	❶						
2	15 蛕虫		❶					
3	16 胞衣の血積	❷		❶				
4	17 霍乱の虫				❶			
5	18 悩みの虫					❶	❶	
6	20 鳴き寸白							❶
7	21 打身の血積							
8	22 気絶の肝虫							
9	23 腸の虫							
10	24 虫袋					❷		
11	25 腎臓のヒゲ虫	❸						
12	26 昼寝の虫							
13	29 腰痛の虫							
14	30 積聚							
15	32 胃積							
16	33 脾臓の血積							
17	35 悪虫							
18	37 由虫							
19	38 大病の血積							
20	39 尸虫							
21	40 血塊							
22	41 腹痛の虫							
23	42 頓死の肝虫							
24	44 桂積							
25	45 陰の亀積							
26	47 黒虫							
27	48 耳虫	❹						
28	49 脹満	❺						
29	50 風邪の虫							
30	51 欠伸の虫							
31	52 水腫	❻						
32	54 積虫							
33	55 腎冷の虫					❸		
34	56 笠虫							
35	57 ソリの肝虫	❼						
36	59 脾臓の笠虫							
37	60 腰抜の虫							
38	61 気積							
39	62 脾臓の虫							
40	63 悪血							

9　サブカルチャーの源流～むすびにかえて～

①しょせんは人も虫なのさ

ハラノムシが『蟲師』の「蟲」と決定的に違うのは、『針聞書』はあくまで医学書であり、彼奴らの活動領域は、「蟯虫」「肺虫」「陰虫」「腰抜の虫」が体を出入りし、「耳虫」が頭部に移動するほかは臓腑の納まる胴体に限定されている点です。また、蛇型のムシが多いのは、毒蛇のマムシが「真虫」であることから窺われるように、ヘビもムシの仲間だからです。もちろん、寄生虫の形態との類似性はいわずもがなでしょう。

参考までにもう一点、面白い絵図を紹介しましょう。これも、〈五臓五鬼之図〉と同じ杏雨書屋の収蔵品で、〈古解剖図〉という仮題で呼ばれている巻物です。これは慶長十八年（一六一三）の写しですが、巻末に両手・両足が龍（大蛇）で描かれている人体図が載っています（図11）。どうも仏典の『涅槃経』にみられる「四邪」という文言に「四蛇」をひっかけた図案らしいのですが、ひと皮めくれば（理性のタガが外れてしまえば）人間も悪事を働く魔物に過ぎないということを、とても饒舌《じょうぜつ》に訴えかけてきます。

また、胴体の空白部に、すっぽり入れてみたい衝動にかられる内臓の図が『針聞書』に二点あります。一つは「五臓心月図」（図12）、もう一つは「五臓別形」（図13）です。

「五臓心月図」は、密教の瞑想法（内観）に用いる図の一種と考えられます。「五臓別形」は黒い二つの腎臓の間のカプセルに、結跏趺坐して印を結んだミクロマンが潜んでいて、自分の中のもう一人の自分を体内冒険させ身体を内側から錬精強化しようという、道教的な身体技法の図です。

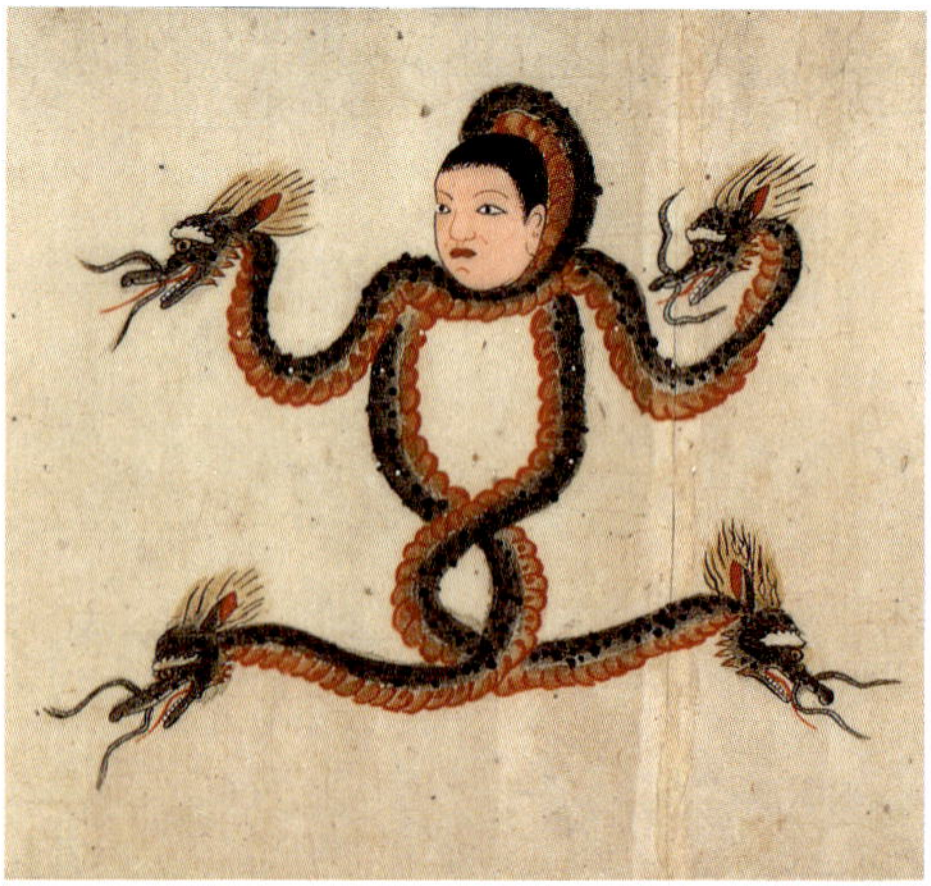
図11

それにしてもこの二点、上下をひっくり返して見たとたんヘンテコリンな顔に見えてきて仕方ないのは筆者だけでしょうか。手足も虫（蛇・龍）なら内臓も虫というわけで、虫が虫に好かれても当然のなりゆきなのかも知れません。

②救世主としての新たな息吹

この本の「まえがき」と「あとがき」を認めている九博研究員の東昇先生から研究要請を受け、複写を提供していただいてハラノムシの全貌を見たときの第一印象は、「陰虫」「蟯虫」「悪虫」が庵野秀明のアニメ『新世紀エヴァンゲリオン』に登場する使徒《シト》によく似たやつがいた気がするなぁ、「腰抜の虫」「大病の血積」が宮崎駿のアニメ『風の谷のナウシカ』の腐海にうごめいていた気がするなぁ、というものでした。実在する生き物をモチーフに、あたかも実在しそうな化け物を空想すると、戦国人も現代人も四百五十年を隔てながら、似たようなキャラクターを産み出すのだなぁ、と新たな感慨を持ちました。

　それから、キアヌ・リーブス主演の映画『マトリックス』の第一作には、なんとハラノムシ・ロボを科学兵器で退治するシーンがあります。形態といい行動といいハラノムシそのものというか、その近未来版です。劇中では、ハラノムシは「バグ」と呼ばれています。コンピュータプログラムの「バグ」の語源にあたる、「虫」を意味します。スタマック・モンスター

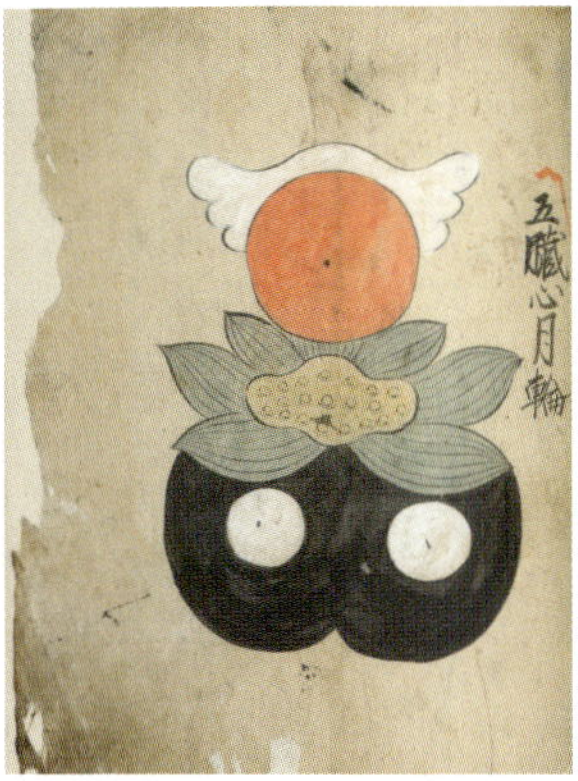

図12

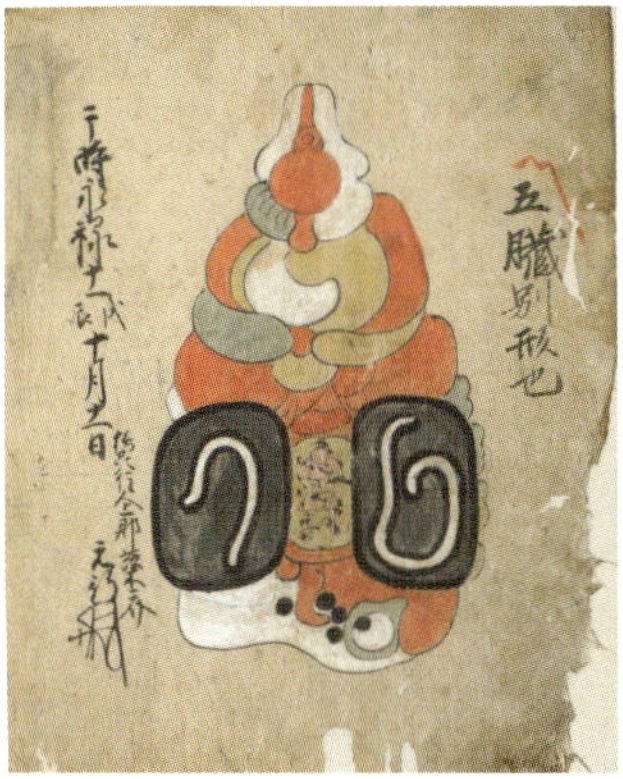

図13

（スタ・モン）は「すったもんだ」に引っかけた私の造語（キャッチ・フレーズ）ですが、「バグ」を複数形にして、腹の「ベリー」か胴の「ボディー」を冠して、「ベリー・バグス」か「ボディー・バグス」と訳すのが正確かも知れません。どちらも頭文字で略すと「B・B」で韻を踏みますから、キャッチ・フレーズとしても十分使えます。

　紙数も尽きたので結論めいたことを述べますが、『針聞書』のハラノムシどもは、妖怪などと同様に、マンガ・アニメ・ゲームといったサブカルチャーの源流ともいえるのではないか、そのように感じずにはいられません。現に、彼奴らはミュージアム・ショップの主力商品として、ぬいぐるみ・キーホルダー・携帯ストラップ・Tシャツ・トレーナー・絵本・絵葉書などとして実体化してしまい、今世紀は病魔とは正反対の、現代人の渇いた心に和みや癒しを与える救世主として、新たな生命を吹き込まれたわけです。

　『戦国時代のハラノムシ』と題したこの図鑑によって、ようやく私ども研究者だけでなく、広く一般の皆さまに彼奴らの全貌をお伝えすることができるようになりました。つたないナビゲーションでしたが、ここまでお付き合いいただき感謝に堪えません。

　あとはメインキャストの彼奴らを、愛《め》でるもよし、褒《ほ》めるもよし、訝《いぶか》るもよし、蔑《さげす》むもよし、思う存分ご堪能あれ！

主要参考文献

石田秀実、『こころとからだ―中国古代における身体の思想―』、中国書店、一九九五刊

坂出祥伸、『中国思想研究―医薬養生・科学思想篇―』、関西大学出版会、一九九九刊

佐竹隆三、『腹と胸―「身体言語」ものしり辞典―』、大正大学出版部、一九八四刊

服部敏良、『室町時代安土桃山時代医学史の研究』、吉川弘文館、一九七一刊

嶋崎正輔、『補瀉の道』、私家版、一九七二刊

松浦静山、『甲子夜話続編』第一巻、平凡社（東洋文庫）、一九七九刊

古今亭志ん生、『志ん生艶ばなし』、筑摩書房（ちくま文庫）、二〇〇五刊

田中聡、『ハラノムシ笑う―衛生思想の図像学―』、河出書房新社、一九九一刊

漆原友紀、『蟲師』第一巻、講談社、二〇〇〇刊

吉田幸雄・有薗直樹共著、『図説人体寄生虫学（第七版）』、南山堂、二〇〇六刊

アーサー・ビナード文／長野仁監修、きゅーはくの絵本『はらのなかのはらっぱで』、フレーベル館、二〇〇六刊

長野仁解説／野尻佳与子編集、『鍼のひびき灸のぬくもり―癒しの歴史―』、内藤記念くすり博物館、二〇〇二刊

森秀太郎・長野仁解説、『はりきゅうミュージアム vol.2 ―日本の医療文化篇―』、森ノ宮医療学園出版部、二〇〇三刊

大浦慈観・長野仁共編、『皆伝・入江流鍼術』、六然社、二〇〇二刊

長谷川雅雄／クネヒト・ペトロ／美濃部重克／辻本裕成、「心を飛ぶ虫・心に這う虫―日本の「虫」観・「虫」像―」、『アカデミア』人文・社会科学編七一号、二〇〇〇・三

長谷川雅雄／クネヒト・ペトロ／美濃部重克／辻本裕成、「「もう一つの声」を発するもの―「応声虫」をめぐって―」、『アカデミア』人文・社会科学編七三号、二〇〇一・六

長谷川雅雄／クネヒト・ペトロ／美濃部重克／辻本裕成、「隠喩としての虫―泉鏡花『由縁の女』川端康成『山の音』安部公房『砂の女』―」、『アカデミア』人文・社会科学編七六号、二〇〇三・一

長谷川雅雄／クネヒト・ペトロ／美濃部重克／辻本裕成、「「鬼」と「虫」―「心の鬼」論に向けて―」、『アカデミア』人文・社会科学編七八号、二〇〇四・一

長谷川雅雄／クネヒト・ペトロ／美濃部重克／辻本裕成、「虫の居所―「腹」と「胸」をめぐって（上）―」、『アカデミア』人文・社会科学編八〇号、二〇〇五・一

長谷川雅雄／クネヒト・ペトロ／美濃部重克／辻本裕成、「虫の居所―「腹」と「胸」をめぐって（下）―」、『アカデミア』人文・社会科学編八二号、二〇〇六・一

拙稿、「説話の中の腹と虫―御薗意斎にまつわる伝説―」、『鍼灸OSAKA』五九号、一九九九・一二

拙稿、「『五輪砕并病形』―鍼灸文献として五蔵絵巻を読む―」、『鍼灸OSAKA』五九号、一九九九・一二

拙稿、「『心鏡五臓論』にみる五臓の色体と日本の鍼灸」、『鍼灸OSAKA』六九号、二〇〇三・五

拙稿、「『蟲書』―吉田流鍼術の口伝―」、『鍼灸OSAKA』七九号、二〇〇五・一一

拙稿、「『極秘穴所取様次第』と別本『蟲書』」、『鍼灸OSAKA』八〇号、二〇〇六・二

拙稿、「『五臓六腑之次第』に登場するハラノムシたち」、『鍼灸OSAKA』八一号、二〇〇六・四

拙稿、「五臓五鬼之図―心身一如の小宇宙―」、『鍼灸OSAKA』八三号、二〇〇六・一〇

謝辞

参考図版を提供下さった（社）北里研究所・北里柴三郎記念室、（学）森ノ宮医療学園・はりきゅうミュージアム、（株）平凡社、（財）武田科学振興財団・杏雨書屋に深甚の謝意を表します（杏雨書屋所蔵品は「二〇〇六年度杏雨書屋研究奨励」交付金によって原版を作成いたしました）。

二〇〇六年七月には南山大学の美濃部重克先生・長谷川雅雄先生・辻本裕成先生より日本の「虫」観・「虫」像についてアドバイスいただきました。また、九月には京都府立医科大学の有薗直樹先生より人体寄生虫についてレクチャーいただき、さらに貴重な標本の数々を披見させていただきました。この場を借りて、各先生に心より感謝の気持ちをお伝えいたします。

最後に、『マトリックス』のエピソードとハラノムシの英訳についてご教示いただいた神戸大学医学部の高岡裕先生と菅野亜紀先生、データ処理にご尽力いただいた森ノ宮医療学園の横山浩之先生、難読箇所を判読して下さったいやしの道協会の大浦慈観先生、このような機会を与えて下さった九州国立博物館の東昇先生と国書刊行会の清水範之氏にも、厚く御礼申し上げます。

ハラノムシはどこにいる？

東　昇

ハラノムシはどこにいる？　本書で紹介した虫たちは戦国時代に書かれた『針聞書《はりききがき》』という書物の中に描かれています。それでは『針聞書』はどこにあるのでしょうか？　実は福岡県太宰府市の九州国立博物館（九博）の中にあります。学問の神様、受験の合格祈願で有名な、菅原道真をまつった太宰府天満宮の隣です。九博のなかにはたくさんの貴重な資料が収蔵され、その一部がガラスケースの中に展示されています。ハラノムシたちはその資料の一つで、巨大な九博の腹の中に棲んでいるのです。

ハラノムシたちがどうして九博に棲むようになったか？　約四百四十年前の戦国時代に大阪の茨木付近で書かれた『針聞書』は、江戸時代以降、医学書として医者の間で利用されました。それがいつの頃からか行方不明となり、二十一世紀に入りこつ然と姿を現したのです。最初に発見したのは、この本のもうひとりの編者・長野仁先生、『針聞書』とハラノムシたちが再び世に登場したのです。そして二〇〇二年九月ハラノムシは、九博の収蔵品となり、安住

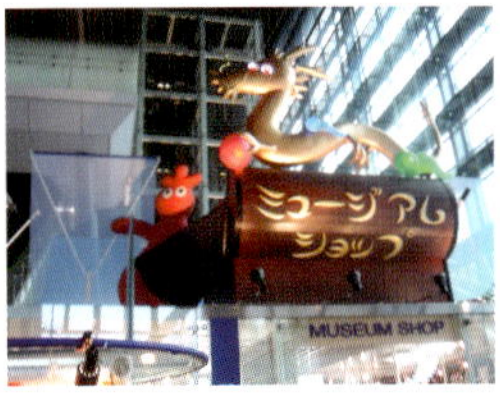

ハラノムシのボス

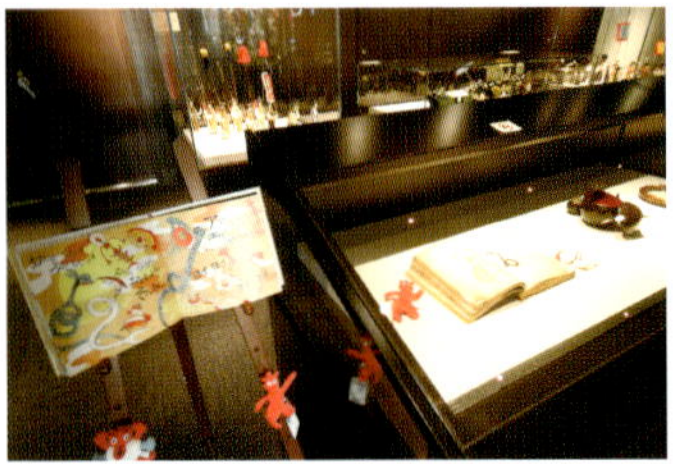
展示風景

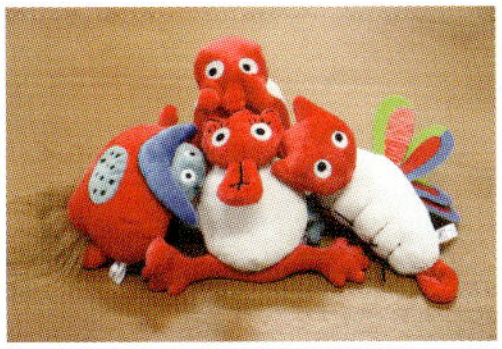

ぬいぐるみ大集合

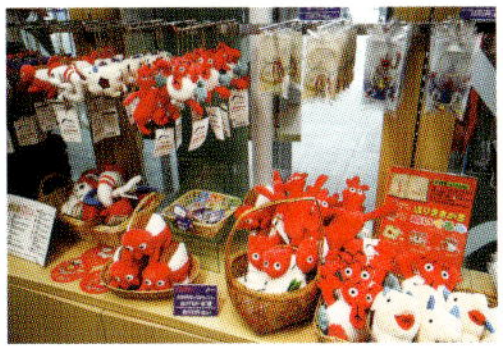

グッズ大集合

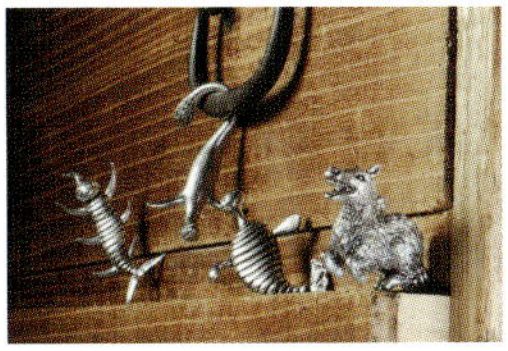

銀色のハラノムシ

の地をえて棲みつくようになりました。

ハラノムシの管理人となった私は、こんなにおもしろい虫たちを世に広めるために、さっそく翌年十月、愛媛県松山市で開催された「第十六回全国生涯学習フェスティバル、まなびピア愛媛二〇〇四」でお披露目しました。ハラノムシを印刷したカード二千枚を手作りし、小学生たちに配るやたちまち大人気となりました。その後、シール、マグネット、紙粘土のフィギュアなどなど手作りのグッズは増殖し、ハラノムシ病はたくさんの人々に伝染していきました。そしてとうとう二〇〇五年十月九博の開館には、ミュージアムショップのオリジナルグッズに採用され、ぬいぐるみ、キーホルダー、絵はがき、クリアファイル、Tシャツなど、爆発的に増殖し、ハラノムシは皆さんの前にあらわれたのです。

ハラノムシは九博にいます。ぜひ九博にきて探してください。ミュージアムショップに大量にひそんでいて、そのボスがショップの屋根の上に君臨しています。しかしハラノムシは見えないところにも隠れていて、そこでも活動しています。もちろんあなたの体の中に隠れているのですが、九博の中にもたくさん隠れています。最近はどこかに置かれている来館記念のスタンプにもいるという噂を聞きました。そしてハラノムシのアジトである『針聞書』も、なかなか見つけにくいところに展示されています。さあみなさんも、もう一度この図鑑をじっくりと研究して、九博の中にひそむハラノムシたちを探し出してください。

最新情報によると、ハラノムシたちは九博を飛び出して、今もどんどん増え続けているそうです。インターネットの中には光り輝く銀色のハラノムシが棲んでいるという伝説もあるようです……

長野仁　ながのひとし
一九六八年、埼玉県生まれ。鍼灸師。
明治鍼灸大学（現・明治国際医療大学）大学院博士課程中退後、
鍼灸鴻仁（はりきゅうこうじん）開業の傍ら、学校法人森ノ宮医療学園で後進を育成し、
ＮＨＫ西宮文化センターと神戸市シルバーカレッジで「ツボエクササイズ」の普及に努める。
現在、森ノ宮医療大学大学院教授、日本医史学会理事、北里大学東洋医学総合研究所客員研究員、
国文学研究資料館「日本語の歴史的典籍の国際共同研究ネットワーク構築計画」研究メンバー。
「鍼灸師の古医書研究」によって、二〇〇七年度・人文科学研究協会賞（京都大学）、
「日本における腹診の形成史」によって、二〇一六年度・東亜医学協会賞（東亜医学協会）、
「銅人形の現存調査および史的研究」によって、二〇一六年度・青木賞（日本医科器械資料保存協会）を受賞。
おもな編著に、『針聞書』を紹介した九州国立博物館の精選図録『いにしえの旅』（西日本新聞社）、
きゅーはくの絵本『はらのなかのはらっぱで』（アーサー・ビナード文、フレーベル館、監修）、
『―九州国立博物館蔵『針聞書』―虫の知らせ』（ジェイ・キャスト、笠井昌昭共著）、
『皆伝・入江流鍼術』『日本腹診の源流』（ともに六然社）、『はりきゅうミュージアム』全2巻（森ノ宮医療学園出版部）、
『鍼のひびき灸のぬくもり―癒しの歴史―』（内藤記念くすり博物館）、
『癒やしのツボエクササイズ』全2巻（ＮＨＫ出版）、『ＤＶＤ・健康になる癒やしのツボ』（ポニーキャニオン）、
『実践小児はり法』（医歯薬出版、共著）などがある。

東昇　ひがしのぼる
愛媛県生まれ。

九州大学大学院比較社会文化研究科博士後期課程中退。

愛媛県歴史文化博物館、九州国立博物館をへて、現在、京都府立大学文学部准教授。日本近世史専攻。

おもな著書に、『近世の村と地域情報』（吉川弘文館）、

『対馬・宗家と安徳天皇陵―「宗家文庫」の新資料―』（交隣舎）がある。

戦国《せんごく》時代《じだい》のハラノムシ
『針聞書《はりききがき》』のゆかいな病《びょう》魔《ま》たち

二〇〇七年四月三十日初版第一刷発行
二〇二五年十月一日初版第五刷発行

編者　長野仁・東昇

発行者　佐藤丈夫

発行所　株式会社国書刊行会
東京都板橋区志村一―十三―十五
〒一七四―〇〇五六
電話〇三―五九七〇―七四二一
ファクシミリ〇三―五九七〇―七四二七
URL: https://www.kokusho.co.jp
E-mail: info@kokusho.co.jp

造本・装訂者　東幸央

印刷所　株式会社シーフォース

製本所　株式会社ブックアート

ISBN978-4-336-04846-2 C0071